語りかける身体

看護ケアの現象学

西村ユミ

講談社学術文庫

目次

語りかける身体

——看護ケアの現象学

第一章 〈植物状態患者の世界〉への接近

1　植物状態患者との出会い

午後九時、消灯時間の病棟。「おやすみなさい」と声をかけながらカーテンを閉め、病室の明かりを一つひとつ消していくと、決まって大部屋の島谷さん（以下、患者名は仮名）が「お～っ、お～っ」と声をあげる。面会終了時間に奥さんが病室を後にしてから約二時間、鼻から胃へと入れられた管から食事をとり、遅出の看護師に顔を拭いてもらい、寝支度が整えられていく。この間はうとうとしているのだが、消灯時間の静けさに促されるように目覚め、病室を覗いた看護師に寂しげな視線を向ける。

隣の部屋は、すでに明かりが消されている。暗闇の中からひそひそ声と規則正しい人工呼吸器の音が漏れてくる。きっと山田さんが、奥さんに頭の角度や枕の位置、足の向きを合わせてもらっているのだろう。筋萎縮性側索硬化症で人工呼吸器を装着し、すでにここでの生活が七年余りとなった山田さんは、まばたきと表情を巧みに組み合わせて奥さんと会話を交わす。わずかに動く足の親指には小さな鈴が取りつけられ、夜間付き添っている奥さんへの合図の準備は万端だ。

ようやく消灯を終えてナースステーションに戻ると、大部屋からのコールが鳴り響く。音を止めて一番奥の病室へ足早に赴くと、暗闇の中から無言の訴えが届けられる。コールしたのは重症筋無力症の大森さんだ。カーテンの隙間から彼女のベッドサイドに入り込み、声を潜めて「どうされましたか」と聞いてみる。と、左の耳を下にして枕に沈んだ顔がなにやら助けを求めている。頭の位置をうまく決めているはずのタオルの位置が、いつもとは少しだけ違う。「タオル？」と聞くと、口をわずかに開けてみせる。声は出ないがそうだということは表情で分かる。頭を持ち上げタオルの位置を少しだけずらす。その加減が大切だ。「これでいいですか」と彼女の耳元でささやくと、大きな目が一回だけ閉じられる。同時に口がちょっとだけ動くときは、そうじゃないというメッセージ。

大学卒業と同時に私が看護師として働いた場所は、このような患者たちが生活している神経内科病棟だった。この病棟では、徐々に全身の筋力を失い、しまいには自力で呼吸することさえ困難になっていく患者や、自分の意思に反して勝手に動く身体とうまくつき合っていかねばならない患者、つまり難治性神経疾患にかかった患者たちが、これから迫ってくる運命を見つめながら、それでもなお生きることに懸命になっていた。またその一方で、強烈な頭痛とともに意識を失って倒れ、気づいたときには、例えば全身の片側が動かなくなってしまった患者、つまり脳梗塞などの脳血管障害を発症し、運動機能障害や言語障害などに戸惑っている患者たちが、自らの状態に愕然としながらも、なんとかこれを克服しようとリハビリテーションに励んでいた。

この病棟で生活する多くの患者は、言語を音声で表現する言語的コミュニケーションが困難だった。ある人は気管切開により、またある人は人工呼吸器をつけていたために、言葉を発するすべを失っていた。さらに、脳の言語中枢に障害を受けたため、声を出すこと自体が困難であったり、意味をもった表現として言葉を受けとめられなかったりと、さまざまな困難につきまとわれていた。大森さんなどは、もう何年も前から声を出す力がなくなっていた。

病棟の看護師たちは、こうした患者たちの、はっきりと言葉や身振りで表現することのできない訴えを、受けとめることから看護をはじめた。

例えば、人工呼吸器を取り付けて六年間、筋萎縮性側索硬化症のためにほとんど全身の筋肉が働かなくなってしまった池上さんは、僅かに残っている顔面のピクリという動きで表情を作り、自分の思いを私たちに伝えてくれた。彼女が、かすかに口を開けて白い歯を見せてくれたときのことを、あるいは僅かに眉間にしわを寄せて困った顔をぶつけてきたときのことを、今でも鮮明に覚えている。また彼らには、それぞれ決まった体の位置があった。例えば、首の角度、顔の向き、手の位置、膝の折れ具合などがピッタリ合っていない場合、彼らは苦痛の時間を過ごさざるを得なかった。看護師は根気よく、患者のまばたきからその意味を読みとって体の位置を決めていくのだが、それでもあと一センチ、いやあと数ミリほどの角度だろう、これを合わせることができずに困り果てることが多かった。こんなとき、患者にとってのこの一センチの意味が、いかに大きいかを思い知らされた。

また患者たちから、何年もの間、心の中に眠っていた願いがうち明けられることさえあった。ある日、人工呼吸器をつけて七年以上ベッドから離れたことのなかった山田さんが、花見に行きたい、自分の家に帰ってみたいと、そして七年間ずっと付き添ってくれた「おかあさん（奥さん）」に温泉にでも行って休んできてほしいと、まばたきでうち明けた。このうち明け話に促されるように、隣のベッドの池上さんも、夫と交代で長年付き添ってくれた息子の結婚式に出たいと、まばたきで訴えた。それまでの私は、もう二度と人工呼吸器を取り外すことのできない彼らの置かれた状態を省みては悩み、「自分の力で死ぬこともできなくなってしまった」「動けるうちに死んでおけばよかった」というまばたきでの訴えを聞いては戸惑ってきた。今になって思えば、その頃の私は、生きていくことの辛さや生かす医療の残酷さにばかり目を向けてしまっていたようだ。しかし、他人の力を借りてもなお、自分の「生」を生きようとする彼らの姿を見て、私たちのほうがかえって励まされ、勇気づけられ、希望をもった。そして、こうした患者たちの生き様に触発されて、家族も看護師も医師もがんばった。

人工呼吸器をつけたまま寝たきりだった二人が、体を起こしあげる練習を重ね、初めて車椅子に乗ったときの感激、アンビューという手動の呼吸器をたずさえて、屋上でのひとときに味わった何ともいえない幸福感、一瞬だけアンビューを取り外し、結婚式の記念写真の最前列真ん中からこちらをまなざすお母さんの気持ち。どのときも、そこに居合わせた患者の、看護師、医師の気持ちは同じだった。それは言葉に出さなくとも、互いに視線を送り合うことで伝わってきた。

ある年に行なわれた病棟主催のクリスマスパーティーでのこと。キャンドルサービスを行ないながら、今年一年を共に過ごした患者たちの名前と簡単なコメントが読み上げられるという催しがあった。担当の私と看護師Bさんとが交互に、患者ひとりずつについてゆっくり語り始めると、明かりが落とされたパーティー会場が一斉に涙で湿っぽくなったり、笑い声が響きわたったりした。その場に居合わせた誰もが、その雰囲気に陶酔していた。こうした一体感は、この病棟での患者との関わり合いの経験が、病棟スタッフ同士をもしっかりとつなぎとめていることを物語っている。

このような出来事をふり返ると、声を出して自らの意思を伝えることが困難な彼らとの触れ合いが、患者に寄り添う姿勢へと私たちを育み、またそうした姿勢が、スタッフ同士の経験の共有を促していたように思われる。こうした経験が、語られない言葉の背後に隠されているであろう彼らの意思へと、私を向かわせてくれたといってもいいだろう。言葉がなくとも伝わってくること、あるいは一緒にいるだけで強烈に響いてくること。ここでの患者との交流は、このような見てとることのできない、あるいは聞こえはしないが確かに感じとれる何かが、唯一の手がかりだった。そして、これらを強烈に教えてくれたのが、この病棟でかれこれ六年間、看護師たちの仕事ぶりをひときわ静かに見つめてきた一人の女性患者、新井さんであった。

七〇歳の誕生日を迎えても、肌はつるつるのピンク色。折り目のしっかりついた寝衣をまとい、少し眠たげな目を天井に向けている。ときどき、大きなあくびをして肩をすくめるが、またすぐにスヤスヤと眠りにつく。声をかけるとまぶたがピクリと動き、うっすらと目を開けることもあるが、返事はしない。機嫌の悪い日と体調の悪い日は、腕の硬直が強くなるのでだいたい見当がつく。

新井さんは脳出血後にいわゆる植物状態となり、六年以上この病棟の個室に入院していた。たぶん、私が最初に出会った植物状態患者だったろう。今、あの頃のことをふり返ると、新米看護師だった私には、彼女の静かな視線に気づくだけのゆとりはなかった。検温をしながら新井さんを見つめると、彼女の視線は目の前にいる私をすり抜けて、どこか別の次元に向かっているように見えた。また、彼女の身体は私との交流を堅く閉ざしているようにも感じられ、「どのように関わっていいのか」と戸惑ってばかりだった。新井さんと出会ったばかりの頃は、彼女に話しかけるというよりも、彼女を前にしてひとりごとを言っていたような気がする。

けれどもいつの頃からだろうか。なんとなく彼女の視線が伝わってくるのを感じたり、ひとりごとには違いないが、自然に話しかけることができるようになっていた。そんな中で捉えることのできた、新井さんの身体が表現しているものの意味は、安心感と緊張感だった。除脳硬直という全身の緊張状態が四六時中、彼女に窮屈さを与えていたが、付き添いの家政婦さんが「おばあさん」と声をかけながら体を拭いたり、一緒に午後の昼寝をしているときには、彼女は窮屈さから解放され、緊張感がすっかりとれた穏やかな顔を見せてくれた。またそれとは逆に、採血をしようと病室のドアを開けると、そこにはすでに緊張で全身を硬直させた新井さんが、天井に視線を釘づけにして待っていた。採血の予定は、前日にそれぞれの患者に知らされる。もちろん新井さんにも伝わっている。そう、彼女は今日、採血のために看護師が来るのを緊張しながら待っていたのだ。でもこの緊張は、「今日は硬直が強い」というひと言で片づけられてしまうほうが多い。それというのも、彼女は重度の「植物状態」と診断されていたからだ。

植物状態患者とは

新井さんが診断されていた植物状態とは、一見、意識が清明であるように開眼するが、外的刺激に対する反応、あるいは認識などの精神活動が認められず、外界とコミュニケーションを図ることができない状態を総称する。このような状態にある患者のことをジェネットとプラムは、遷延性植物状態（persistent vegetative state）患者と呼ぶことを提案した[1]。これが一九七二年。日本でも同年に、日本脳神経外科学会の植物状態患者研究協議会が、こうした患者の公的な援助を目的として定義づけを行なった[2]。米国では一九九四年に、複数の専門学会から選ばれた委員で構成される委員会（The Multi-Society Task Force on PVS）が、植物状態患者の判定基準等を定めている[3]。二〇〇二年には、ジアチーノらによって、最小意識状態（minimally conscious state：MCS）の定義と診断基準が提案された[4]。ＭＣＳは、つねにではないが明確に判別可能な意識の根拠となる行動が見られると特徴づけられており、日本の植物状態の定義にはＭＣＳの一部が含まれる。さらに二〇一〇年には、ヨーロッパの意識障害に関する専門委員会（European Task Force on Disorders of Consciousness）が、反応はないが覚醒していることを意味する unresponsive wakefulness syndrome という名称を遷延性植物状態に代わる用語として提唱した[5]。

しかしながら、いずれの定義も曖昧な表現を残しており、植物状態の概念そのものは幅をもったものとなっている[6]。それゆえ、これらの診断をうけたすべての患者が必ずしも同一の状態にあるわけではなく、ある患者ではかなり反応が見られるが、別の患者では全く反応が見られないこともあり得るというのが現状だ。診断そのものが医師によって異なるという事態も生じており[7]、誤診率を報告したものもある[8]。

日本においては、植物状態患者を「植物人間」と呼んだ時代があった[9]。しかし、この「植物」という表現は、「差別語」ではないかと指摘されたり、人間を表現するには相応しくないともいわれた[10]。そのため現在では、ほとんどの施設において、こうした患者は「遷延性あるいは慢性意識障害患者」と呼ばれるようになった。

しかしながら他方で、このような患者を単純に意識障害患者と呼ぶことに異論を唱える施設もある。例えば堀江[11]は、長年にわたる植物状態患者への治療と看護の経験から、こうした患者は意識障害ではなく、意識活動を表出するための運動・神経機能に障害があると考えた方が妥当である、としている。そして、彼らをコミュニケーションの方法を喪失し、動くことのできない状態にある患者と考える立場をとる、と提唱する。先に紹介した unresponsive wakefulness syndrome という名称では、植物状態（vegetable state）という表現を用いず、覚醒していることを強調する wakefulness を採用している。また慢性意識障害は、急性期のように覚醒できるか否かではなく、認識できているか否かが問われることになる[12]。ところが、こうした患者の状態を認識障害と捉えてしまうと、彼らは必然的に他者との交流が閉ざされた存在となる。

本書の第二章において、看護経験の語り手として登場する看護師Aさんと患者さんたちが生活する施設は、植物状態患者を意識障害者としてではなく、意識活動を表出するための運動・神経機能に障害をもつ者と捉えて、ケアを行なっている。もちろん、Aさんもこうした考えに賛同している。

植物状態患者の現状

植物状態になる原因は、脳出血や、くも膜下出血、脳梗塞などの脳血管障害、頭部外傷、脳腫瘍などさまざまである。このような患者の脳組織は、大脳皮質のうちの新皮質や辺縁皮質の機能が遮断された、あるいは脱落した状態と理解されている。こうした状態にある患者は、自力で動くことができず、目的にかなった運動や刺激に対する反応も示さないとされ、そのため単純に生きている、あるいは生かされている状況にあると捉えられがちである[13]。他方で彼らは、睡眠と覚醒のサイクルが区別され、自力による呼吸も心血管系の機能も正常である。これは自律神経機能（植物性機能[14]）が比較的よく保たれていることを意味する。それゆえ、適切な管理が行なわれれば、彼らは長期にわたって生存することが可能となる。実際に、植物状態になって一〇年以上という患者も報告されている[15]。

このような現状から見て、植物状態患者数を正確に把握することは非常に難しい。日本では一九八六年に、中沢らが全国で約七〇〇〇人以上と推定されると報告している[16]。これ以降は、県単位での実数調査が見られるのみである。例えば、嶋村らは二〇一五年に、青森県の調査より、遷延性意識障害患者数は人口一〇〇万人あたり八六九人になったと報告している。[17]なお米国には一九九四年に、成人で一万～二万五〇〇〇人、小児で四〇〇〇～一万人程度であるという報告がある。[18]近年の脳血管障害患者の増加、あるいは救命救急医療の進歩や人工栄養法の普及によって、全体的に植物状態患者の絶対数は増加していると推測できる。

植物状態患者が社会的に注目されるようになったのは、生命倫理の側面からである。意識の徴候が見られないまま生存し続けるこれら患者の、「生きている意味」や「生命の尊厳」が問われ、これが「自然死あるいは尊厳死」問題へと発展してきた。[19]事実、最初の尊厳死問題は、植物状態患者であったカレン（Karen Ann Quinlan）の両親によって一九七五年に問題化された。[20]近年では、こうした患者の死の権利や治療の中止に関する問題が、多くの学問領域で盛んに議論されている。[21]

日本では、一九九二年に日本医師会・生命倫理懇談会が末期患者の尊厳死を認め、さらに一九九四年五月二六日に、日本学術会議が植物状態患者の尊厳死を認める発言をしている。[22]しかしながら、一九九八年の塚本の報告[23]によると、日本では未だ植物状態患者の尊厳死を施行した施設は見られない。その後も今日まで、報告は見られない。

米国においては、これまで末期医療のあり方について多数の重要な判決が下されてきた。そして、意思能力のある患者が望まないならば、不治の患者の延命処置は人為的な栄養・水分の補給も含めて中断を認めるという方向にある。[24] 植物状態患者についても、リヴィング・ウィル（living will）があれば、意識の回復が不可能と確定した後に（植物状態と診断されてから）看護ケアや人為的な栄養と水分の補給を中止する、とされている。[25] また、重度の植物状態患者を遷延性（persistent）ではなく、永続性（permanent）植物状態と考えるのであれば、このような患者からの臓器提供を許可する、という論文もみられる。[26] こうした生命倫理についての議論は、近代医療の発展に伴って浮かび上がってきた。

今日の医療は、近代科学に支えられて飛躍的な発展を遂げてきたが、それは一方で、結果として植物状態と呼ばれる人たちを生み出すことにもなった。そして、近代科学のいわゆる心身二元論的パラダイムは、そうした患者をひとりの全体としての人間であるよりもむしろ、精神活動を欠いた物体に近い存在とみなす見方を植えつけたのである。彼らを意識障害患者とし、自己や自己を取り巻く環境を認識できない存在と定義していること自体が、まさしくこのことを物語っている。このように植物状態患者の存在は、近代科学に基づく現代医療の発展動向に反省を促すとともに、今後の医療の在り方に重い問いを投げかけているといえよう。

一方、植物状態患者は、高齢者、慢性疾患、および難病の保健福祉行政の狭間に取り残され、孤立している状況にあり、入院している者も転院を重ねなければならず、退院して在宅療養になっても利用できる社会資源が限られるという現状にある。[27] それゆえ、植物状態患者とその家族は、長期間、多岐にわたる困難に直面せざるを得ない。こうした問題に対してようやく行政が動き始めたという記事が、二〇〇〇年三月の新聞に掲載されたが[28]、現在も十分な制度が整っているとは言い難い。

日本には、「全国遷延性意識障害者・家族の会」という全国規模の会と各地域で活動をしている複数の家族の会がある。これらの会は、十余年にわたって意識障害者や家族が抱える問題を集約し、厚生労働省や国土交通省などへの要望の提出や意見交換会などを重ねてきている。総会や講演会、学習会などの活動、医療・福祉にかかわる社会資源、新聞等によるニュースなどは、ホームページや会報で目にすることができる[29]。

看護実践から見えること

植物状態患者の看護実践においては、医学的治療による回復が不可能とされていても、意識の回復と日常生活行動の自立、そして社会復帰をめざした関わりを続けている[30]。例えば、問いかけに対する反応の見られなかった植物状態患者に、車椅子乗車訓練や昼夜睡眠覚醒訓練などを行なった結果、発語や表情の変化が見られるようになった、という成果が報告されている[31]。しかしながら、これらの関わりによって画期的な回復を見たり、社会復帰に至った者はごくごく少数であり、多くの患者たちは今なお、無言のまま静かに横たわっている。そして看護師たちは、このような患者に終わりのないケアを続けている。

先にも触れたが、植物状態患者は、自分自身や自分を取り巻く環境を認識できず、他者と関係することが不可能である、と定義されている。しかしながら、実際に彼らと接している看護師や医師の多くは、この定義からは理解できないような「患者の力」を目の当たりにしている。[32]私自身も、こうした患者と何らかのやりとりを行なっていた看護師や家政婦と出会ったことがある。

神経内科病棟の先輩だった看護師Cさんが、その一人である。私はたびたび、彼女が植物状態と診断された新井さんに話しかけたり、自然な会話を楽しんでいるのを見かけた。そこで何が起きていたかをはっきり説明するのは難しいが、Cさんが冗談を言ったとき、新井さんの表情がなんとなく和んでいるように見えた。そんなとき、新井さんの視線がCさんに届いているようにも感じられた。両者の間では、確かに、何らかのやりとりが交わされていたのである。付き添いの家政婦さんは、そのような新井さんの様子をすかさず把握し、「今日はおばあちゃん機嫌がいいね」とコメントしていた。しかし、こうしたCさんと新井さんとの交流は、それを確かめる手段がなかったことから、看護師や家政婦の思いこみとされることが多かった。というのも、植物状態患者は他者と交流できない意識障害者とみなされていたのだから……。そのため、この関わり合いの事実は、ごく限られた者が経験したこととして十分検討されないまま、新井さんは八年間の入院の後に、いのちの幕を下ろした。

このように見る者、関わる者の見方によって、その存在の在り様が異なってしまう植物状態患者との関わりにおいては、彼らをどのような存在として捉えるか、あるいは彼らとどのように関係しようとするかが大きな問題となる。つまり、看護師の態度によって、(33)あるいは看護師の見方によって、(34)患者へのケアが大きく左右されてしまうのである。

私の植物状態患者へのこだわりの原点はこんなところにあるのだろう。言葉のない、はっきりとは見てとることのできない交流、触れ合いが、知らぬ間に私のまなざしをこのような患者へと誘っていたようだ。

二年間勤めた病院を退職し、大学に身を置いて五年目、私はようやく自分自身のこだわりに素直に向き合うことができるようになった。この間に、さまざまなめぐりあわせで植物状態患者や末期の認知症の人たちと触れ合うことができ、こうした経験が自分自身のこだわりを、一層はっきりしたものとして浮かび上がらせてくれたように思える。

なかでも印象的だったのは、在宅介護の研究において、認知症の末期で寝たきりの妻を介護していた夫、加藤さんの言葉かけだった。はじめて訪問した私にはよく分からなかったが、ほとんど目をあけることもなくなった妻の身支度を整えながら語る夫の声は、確かに彼女へと届いていた。加藤さんは妻に語りかけては何度も相づちを打ち、その都度どんな話をしていたかを教えてくれた。長年、訪問看護師として加藤さん宅を訪れてきたDさんは、「はじめは分からなかったけど、最近は彼女の表情から調子の良し悪しが分かるようになりました」という。でも、どんなふうに分かるのかと問われると、うまく答えられない。

他にもこんなことがあった。ずいぶん前のことになるが、ある学会から、植物状態患者の栄養管理と看護について話してほしいと依頼を受けた。学会会場へと向かう途中、コピーした文献の一つに目を通すと、そこでは植物状態患者への栄養と水分提供の中止に関する議論がなされていた(35)。栄養と水分提供の中止は、明らかに彼らの死を意味している。こうした議論が行なわれていることにひどくショックを受けた私は、早速シンポジウムの最後に、植物状態患者の栄養管理の問題は、彼らの尊厳死の議論にまで発展していく可能性がある、というひと言を添えた。しかし出席者の中で、これに対して反応を示す者はほとんどいなかった。こんなにも患者たちのいのちの近くで、いのちに直接関わっている者の集まりの中で、この沈黙は一体何を意味しているのだろうか、と自問した。

このような経験が、私のこだわりをそれまで以上に強固なものとし、いつのまにか意識の上に押し出してきていたのである。

2　方法を模索する

測定と観察からみえること

私が植物状態患者に強く関心を寄せることになったのは、既に述べたように、自分自身の経験によるところが大きかった。植物状態患者のケアに携わる経験はあったが、その患者の「生」の表現をしっかりと受けとめることができなかった。一方的に処置をしたり、体を拭くなどの技術を提供することに終わっていたように思う。他方で、同じ病棟で共に働いていた看護師Cさんは、植物状態の新井さんと何らかのやりとりができていた。このやりとりは、見る人によってさまざまに解釈されており、ある人にはCさんがあたかもひとり芝居をしているように映り、他の人には本当に意思疎通ができているかのように映っていた。

植物状態患者と看護師とのこうしたはっきりしないやりとり、はっきりしないけれども確かに何らかの交流があったに違いない、ということへのこだわりが強かった私は、いつかこのことを探ってみたいという思いを持ち続けていた。修士課程の研究テーマを指導教授と話し合った時も、植物状態患者を対象者に挙げていた。しかし、まず客観的評価方法を学び、その限界を知ることが先であるとの意見で、これはその後の課題となった。博士課程では入学する前から、植物状態患者に関することをテーマにしようと決めていた。そして、入学してからの私のこだわりは、こうした患者と看護師との間にどうしたら接近できるか、その方法論を模索することであった。

まずは、新井さんと看護師Cさんの間にみられた関係の根拠を探ることから始めた。つまり、看護師がひとり芝居をしているのか、あるいは新井さんが何らかの意味ある反応を返しており、これを看護師が捉えていたのかについて、このような目に見えぬ不確かな関係の背後にある事象を確認しようと考えたのだった。

この確認を行なうため最初に取り組んだのが、臨床生理学的方法と参加観察法であった。臨床生理学は修士課程で学んでおり、語ることのできない彼らに隠されている何らかの反応を確かめるには有効だろうと考えた。参加観察法もやはり、患者の僅かな動きや反応を見逃さずに捉えようとする私が選び取った方法である。

これらの研究は、関東近県の某病院の一角にある、植物状態患者の専門病棟で約六ヵ月間にわたって実施された。ここでの経験は、私のこだわりの輪郭をよりはっきりとさせてくれたのと同時に、自分の中に見えてきたその輪郭を映し出す方法へと導いてくれた。

例えば、ここでは次のような出来事を書き留めている。フィールドワークをはじめて間もない頃、ある植物状態患者の処置を手伝っていると、その傍らで医師が「この人は痛みを感じないからいいけど、同じ動けない人でもアミトロ（筋萎縮性側索硬化症）の人は意識があるし、痛いって分かるからかわいそう」と言った。この言葉を聞いたその時、私の目の前で処置を受けていた小林さんは、顔から耳までを真っ赤にして体をねじ曲げていた。この医師はこれを「反射」と言うのだろうか。たしかに、重度の植物状態患者が痛みを感じていないという実験結果や見解は、いくつか報告されている。(36) この医師もこうした文献を参考にしていたのだろうが、果たしてそう言い切れるだろうか。さらに驚いたことに、海外のものだが、同時期に読んだ文献には、診断から一二ヵ月以上経過した植物状態患者に臓器提供を求めることを許可するという内容のものがあった。(37) 植物状態患者の尊厳死に関する議論はこれまでに幾度も目にしてきたが、とうとうここまできたのかという気持ちとともに、強い危機感が私を襲った。言葉を操ることや音を聞くことのできる者に、それと分かるように意思表示できない彼らは、生きている価値がないと言うのだろうか。それとも、生きているとさえいえないとでも言うのだろうか。私たちのほうが、彼らとの交流を閉ざしてしまっているだけだ、とは考えられないのだろうか。

実験によって、それも高度とされる科学技術を駆使して行なわれるこのような先行研究に裏づけられた見解を読むと、私が取り組もうとしている臨床生理学的方法によって彼らの反応を確認したり、交流を確かめること、そしてそれを意味づけることの困難さは明白であった。しかし一方で、植物状態患者と呼ばれる人たちと直接関わり合うことで感じとった多くの経験をふり返ると、看護師たちが、こうした研究や見解からは説明のできない豊かな経験をしていることも事実である。私の、こうした経験的事実をなんとか伝えることはできないかという思いはさらに強まった。

このような思いに促されて、植物状態患者が、他者の関わりに対して何らかの意味ある反応を発していることを確認すること、から探究に取りかかった。彼らに二四時間連続測定可能な心電計や脳波計などの測定器を装着し、患者の周りにいる看護師や家族らに関わってもらい、この際の患者の反応を測定データという目に見える形で表し、評価しようと試みた。しかし、予め期待していた成果が全く得られなかったばかりか、次のような出来事も経験した。植物状態患者の土屋さんが二四時間の脳波検査を受けているときのエピソードである。

その日の土屋さんは、理学療法を受けている間ぐっすりと眠ってしまっており、理学療法士や看護師に呼び起こされても一向に起きる気配がなく、それを裏づけるかのように脳波の波形は一定のパターンを描き続けていた。そんなとき、急に脳波の波形パターンが大きく変化し、同時に土屋さんもパチッと目を開けた。そしてその直後、土屋さんの奥さんが「こんにちは」と言いながらベッドサイドにやって来た。それまではどんなに声をかけても、また痛みを伴うであろう理学療法を受けても、一向に起きる気配を見せなかった土屋さんであったが、奥さんが来る直前に目を覚ましたのである。それは、ちょうど奥さんが病棟のドアに手をかけた頃だったろうか。これだけを聞くと、第六感やテレパシーといった不思議な力が働いたとでも言っているように聞こえるかもしれないが、そんなことを言いたいのではない。このときここで起こった出来事をただ懐疑的に見るのではなく、もう一度、ひとつの出来事としてふり返ってみることにも意味があるのではないかと言いたいのだ。

通常、このようなときの脳波記録は、例えば「一五時五分に脳波の周波数が大きく変化した」と書き残されるのみである。刺激に対する反応という図式からみると、脳波形が変化した直後に奥さんが来たという事実は、その時間の流れから見ればその図式の逆であって、奥さんが来たことと脳波とは関係ないこととして取り扱うしかない。奥さんの来室という刺激に対する反応として土屋さんが目覚めたのでも、脳波のパターンが変わったのでもないのだから。

一方で、そのときその場で繰り広げられたやりとりは、実に興味深いものであった。例えばそこに居合わせた看護師や理学療法士は、土屋さんが目覚めた直後に奥さんがやって来たことに驚き、「土屋さん、奥さんが来ること分かったんですか」「すごいですね。土屋さん、毎日奥さんが来る時間を知ってたんでしょう」と興奮しながら語りかけた。実際、奥さんは毎日、おおむね決まった時間に病室を訪れていたのだ。土屋さんにもこうした看護師たちの興奮が伝わったのか奥さんが側にいたからか、その後は眠ることなくしっかりと目を開けていた。

このエピソードは単なる偶然の出来事と片づけることもできるが、土屋さんをはじめその場に居合わせた者たちにとっては非常に印象深い出来事であり、またこの後、スタッフの多くが土屋さんに何度も声をかけていたという事実も見逃せない。つけ加えておくと、看護師たちが声をかけていたときの脳波には著明な変化は見られなかった。

このような出来事に遭遇してあらためて、これまでの私のこだわり、つまり人間の細やかないとなみは、既存の特定の指標によって捉えきれるものではないことが実感として私の中に落ち着いた。特定の脳波という指標に人間の行動が還元された時点で、多くの情報が捨象され切り捨てられてしまっていることは誰の目にも明らかである。加えて、そもそも脳波は、私たち人間が直接知覚できない脳内の微細な電気的活動の総和を、頭皮に取り付けた電極から取り出して、紙面に描写したものだ。この情報を必要とする領域はもちろんあるが、人間の関わり合いというういとなみを捉えることには向いていない。というのも、人と人との関係はたとえ自覚していないとしても、人が知覚し得たことを基盤として取り交わされているのであり、人間の知覚の次元に昇ってこない物理的な変化のみによって支配されているわけではないからである。

また、特定の刺激に対する反応という図式に基づいた時間に支配されると、次々と立ち現われてくる現実が、意味を持たない空虚な記号に変換されてしまうことも分かった。土屋さんのエピソードにおいても、奥さんが来る前に彼が目を開けたという事実は大変興味深いが、これをきっかけに次々と派生する出来事、つまり周囲の土屋さんに対する関わりの変化も見逃すことはできない。

人間の経験についての研究に、自然科学的な研究方法を採用する限界をもっとはっきり自覚したのは、さらに後のことになる。この病棟の後に調査に入ったTセンター（本書の主たるデータもここで得た）で行なわれた看護師たちの研究がそれである。それはプライマリーナース（特定の患者を受け持ち、その患者ケアの責任を負っている看護師）が、自分の受け持ち患者のまばたきを、「返事」と理解したときと「反射」と理解したときとで、そのまばたきには、どのような違いがあるかを評価した研究である。そこではその評価のために、患者の「返事」ないし「反射」と判断したまばたき各々をビデオで録画し、この両者のまぶたの動きの速度や回数等を観察ないし測定する、という方法が採用されていた。とにかく「まぶた」が主役の研究なのだが、結果的には、どんなにまぶたを細かく観察したり測定したりしても、両者に明確な差は見られなかったという。

このTセンターの看護師たちの研究は、明らかに顔全体、あるいは表情から「まぶた」のみを、さらに時間の流れやその場の状況から、まぶたの動いたその瞬間のみを切り取ってくるという、自然科学的発想のもとに行なわれたものである。この研究を読んだある看護師の「私たちはこんなふうに患者さんたちを見ていない」と憤慨しながら語った言葉が、人間の知覚をその状況から切り離して取り出そうとすることの限界を端的に示していると思われる。実際、私たちはこんなふうに人を見ていないのである。ではどのように患者を見ているのか。この質問に対して明確な答えは返ってこなかったが、それでも「まぶた」の動きのみに注目した研究方法には違和感をもたざるを得ないと彼女は言う。私には、こうした違和感を一人の看護師がもったという事実が非常に重要なことに思われた。

もう一つ、自然科学的方法においては同じ条件下で同じ関わりを行なった場合、患者が同一の反応を示すという再現性が期待される。しかしながら、実際の現象を丹念に見てみると、身体の生理学的反応でさえ、再現性を期待することは難しい。例えば心拍数でさえも、患者のわずかな状態の違い、つまり緊張や驚き、体調などによって、あるいは関わる者との関係の如何によって大きく変化する。また状況は刻々と変化を遂げているということに留意すると、似たような出来事でも決して同じ意味を持ち得ないといえるのではないだろうか。

生理学的な測定が、生体反応そのものではなく、あくまでも測定機器の装着という負荷をかけた特殊な条件下での生体反応を捉えようとしていることも無視できない。測定機器を取り付けること自体が、患者に多大な影響を与えている可能性もあるのだ。私が行なった生理機能測定においても、患者は脳波検査の間ずっと、眼球を測定機器（電極）が付いている方に向け、眉間にしわを寄せていた。

さらに、自然科学的研究においては、研究者は対象者に影響を与えてはならないという原則もある。本書のもとになった研究においても、当初はできる限り対象者に影響を及ぼさない観察者という立場から情報を得ようと努めたが、私がフィールドに身を置いたときすでに、この原則は破られてしまっていた。私が観察者としての態度を保とうとした場合、患者たちには見知らぬ人に見られているという、看護師たちには自分を見ている人がいるという気持ちを引き起こさせてしまい、かえって緊張感を与える結果となってしまった。しかしこの状態も、病棟に入り込んで一ヵ月を過ぎる頃には変わっていた。患者たちが私に馴染んできたのか、その逆なのかは分からないが、彼らはこれまで見たことのないような表情を見せるようになった。また看護師たちも、患者の様子や気がかりなことを話してくれたり、それらのことを一緒に考えるようになった。そのため、私自身の現象への関心の持ち方も大きく変わっていった。こうした状況ではもはや、現象を「外側から観察する」ことは不可能である。むしろ、私がその病棟の状況に住み込むことこそが、看護師や患者たちへの不自然な介入をなくすことに役立っていたと言えるのではないだろうか。

このように臨床生理学的方法について検討していくと、植物状態患者とのはっきりとは見てとることのできない関係を、自然科学を基盤とした方法論によって客観的に実証することには無理があったと言わざるを得ない。つまり、人と人とが関わり合う生のいとなみを、その具体的な状況から切り離して特定の物理的指標に還元して捉えようとする試み自体に、方法的な限界があったのである。

データを抽象化すること

他方、生理学的研究に行き詰まるなかで検討しはじめた方法論が、グラウンデッド・セオリー・アプローチ（Grounded Theory Approach）[38]であった。これは生理学的測定法によっては触れることのできなかった物事の意味と、この意味が導き出される社会的な相互作用に注目したものである。さらにこの方法は、近代科学の枠組みを排除し、社会生活する人々の言葉やいとなみをデータとして、それに沿って忠実に探究を進めるという前提をもつ。それゆえ、グラウンデッド・セオリー・アプローチは「データ対話型理論」とも訳されている。このような方法論を導入することによって、植物状態患者と看護師との目には見えない関係を捉えることができるのではないかと考えたのである。

私は植物状態患者の専門病棟に約六ヵ月間入り込み、患者のケアに参加しながら観察するという方法でデータ収集を行なった。必要に応じて看護師に非公式の面接も行なった。観察は主に、看護師が患者に関わっている場面であり、面接は時間のゆとりがあるときに看護師に声をかけて、患者と関わり合ったときの経験や患者の捉え方について話してもらうという方法に拠った。ここでの目的は「看護師と植物状態患者の、相互作用の特徴とその変化のプロセスを説明すること」であった。

そして次の結果を得た。看護師たちには、植物状態患者は何かを分かり、何かを感じとっている人、と映っていた。実際に関わっている看護師たちにとって、彼らは決して「意識のない、何も応えてくれない人たち」ではないのである。さらに看護師たちは、植物状態患者の僅かな反応に何らかの意味を認め、このような患者たちと関係を築こうとしていた。また、患者の潜在的な能力を確かめるときは通常、痛みなどの「刺激」を与えたり、分かったら目を閉じて下さいといった「指示」に対する反応を頼りにするが、実際の彼らの能力は、こうした「指示」に対する動きや反応という図式で見いだされるものではなく、日常の関わりの中で「引き出される」ものであった。そして、日常的な看護師と患者との相互作用のパターンは、看護師が患者をどのような潜在能力のある人と認識しているかによって分類された。また、この看護師による認識は、それまでの患者との関わりの経験や、看護師自身の個人史からの影響を受けていた(39)。

グラウンデッド・セオリー・アプローチの継続比較分析によってデータの概念化を進めるうちに、そのような相互作用の特徴が見えはじめた。しかし、データが抽象化されればされるほど、なぜか具体的で生き生きとした現象が削ぎ落とされてしまうような気がしてならなかった。つまり、得られた膨大なデータを意味のまとまりごとに束ね、これに概念ラベルを付けるといった作業を、さらにその概念間の関係を吟味するという作業を繰り返していくうちに、私がそもそも知りたかった、〈植物状態患者と看護師との間で起こっていること〉から遠ざかっていくように感じられたのである。たしかにこの分析作業によって、人間の行動パターンやその変化、変化のプロセスを見いだし、その状況をよく説明する具体理論を構築することはできるかもしれない。しかしながら、他者の経験と比較をしながらの分析は、一人ひとりの経験の意味を、その人の中に流れる文脈から切り離してしまっているような気持ちを私に生じさせたのである。

例えば、看護師Eさんが語った次の事例には、私が探究している人と人の間に生じている事象の手がかりが潜んでいるように思うが、ここで起こっている出来事の意味を概念化によって浮き上がらせることができるであろうか。

〈看護師Eさんが、出川さんの両親と一緒に彼を取りまき、母親が描いた絵を見せた場面を、ふり返って語っている。出川さんは美術の専門学校にも通ったことがあり、入院前には母親の描いた絵をたびたび評価していたという〉

先日、出川さんのご両親が二人で、お母さんの描いた絵を持ってきたんです。出川さんに見せてるんだけど、彼見てるってふうじゃなかったから、私思わず「お母さん絵貸して」って言って絵を受け取って、「出川さん、お母さんの絵を触ってみて」って、彼の手を取って絵の表面のでこぼこしているところに触れたら、出川さんの口角が上がって、目がキッてきつくなったんです。表情がすごく変わったように見えたんですよ。思わず出川さんのお父さんとお母さんの三人で、大声で「いい顔しましたよね」って言って見つめ合っちゃいました。

ここで語られた「思わず出川さんの手を取った」という看護師の行為に、その理由を問うことは難しい。またこれは、看護師があらかじめ目的をもって、あるいは何かを予想して行なった行為でないことも分かる。思うに、看護師とこの患者とがこれまでの関わり合いの中で培ってきた何かが、彼女をこのような行為へと瞬時に導いたのであろうし、それが患者の表情を大きく変化させたのであろう。こうした現象を看護師Eさんの中に流れる文脈から切り離して取り出し、この場面だけを解釈しようとしても、彼女にとっての生きた意味として は浮かび上がってこない。彼女にとっての意味は、彼女の生きた経験の文脈の中で、この場合、出川さんとの関係の中で培われてきたものとして確かめられ、意味づけられると言えよう。

従って、一人ひとりの看護師の経験を、その人の中に流れる文脈に沿わせることで浮かび上がらせることのできる意味は、グラウンデッド・セオリー・アプローチのように、一人の経験をバラバラに分解して他者や自己の経験と比較検討すること、によっては捉えられない。とりわけ、その都度の意味の解釈が重要となる場合には、このアプローチがサンプリングのゴールとしている、いわゆる「理論的飽和(40)」を期待することはできないと思われる。グラウンデッド・セオリー・アプローチにおける概念化の作業には、私が探究しようとしている事象にそぐわない点が他にもあった。フィールドワークを進めていくうちに、植物状態患者と看護師とのはっきりとは目に見えない関係が、患者と看護師との個別の関係を基盤としていることに気づいたのである。そのため、この関係を一つの全体として捉える必要に迫られた。しかしながら、データを抽象化していく作業では、それぞれの組み合わせに共通して見られる関係のパターンや相違点、そしてこのような違いを引き起こす根拠ないし要因を探求することになる。そして新たな概念を見いだし、概念間の関係を確かめていくことで理論の構築が可能となるのである。しかし、それぞれの背景をもった一人の経験を、あるいは人と人との関係を一つの全体として捉えようとしないで、他者のそれと比較したり、その根拠を探るためにデータを抽象化しようとすれば、事象は全体性を失って断片化され、その意味は文脈を断たれてこぼれ落ちてしまう。こうして、その人にとってのその都度の経験、その経験の意味を浮き上がらせようとする試みは再び行き詰まり、方法的限界を知ることとなったのである。

ここで、グラウンデッド・セオリー・アプローチのプロセスをふり返り、その限界についてもう少し考えてみたい。植物状態患者と看護師との相互の関係は、看護師が患者をどのように認識するかという構図、つまり患者を客体として見るという関係性を基盤に成り立っていた。この最も顕著な例を挙げると、植物状態患者を外側から客体としてしか見ることのできなかった看護師は、患者のふるまいの意味を読みとることができず、患者を前にしてひとり芝居をするよりほかなかった。このように植物状態患者の、身動きがとれず声を発することができない、あるいは認識できているか分からない状態では、彼らはただ身を曝《さら》すよりほかなく、知らず知らずのうちに私たちはこうした患者を突き離し、外側から観察してしまっているのである。というのも、人間は外側から客体として見られる限り、物体としての身体という存在としてある。とりわけ植物状態患者の場合、そのように見られがちになり、他者と関係できないと定義づけられてしまうのである。

グラウンデッド・セオリー・アプローチでは、得られたデータに、つまり私たちが見てとることのできたデータに基づいて、ここから現象を解釈し、概念化し、概念間の構造をつくり上げていく。あるいは、構築されつつある理論をある種、演繹的に確かめていく。私はここにこそ、植物状態患者と看護師とのはっきりとは見てとることのできない関係、経験している本人さえも明示的に自覚できないような経験を、うまく開示できない根本的な理由が伏在していると考える。要するに、植物状態患者のように見ること、聞くこと、そして語ることといった機能をほとんど奪われた者との、関わり自体がきわめて困難な看護経験を、参加観察によって得られたデータのみに基づいて組み立て理解しようとすることに、そもそも限界があったといえよう。

六ヵ月のフィールドワークを通して、方法論自体のもつ問題に加えて、臨床の現場がもついくつかの特徴にも気づくことができた。看護師たちは非常に豊かな経験を自らの内に宿しているのだが、その経験を常日頃から積極的に語ろうとはしない。というよりも、語る機会がなかったり、語ることを控えなければならないような状況に身を置いていた。だからこそ、私が植物状態患者とのエピソードを聞くと、堰《せき》を切ったように自らの経験を語りだしたのであろう。とどまるところを知らない語りは、夜勤の休憩時間だけでは間に合わず、勤務後八時間以上も続いたことがあった。それは夜勤後の睡魔をも遠ざけるような豊かな経験だった。ある看護師は「みんなに言うと笑われるかもしれないけど」と断ってから語った。また別の看護師は語り終えると、「何かつっかえていたものがとれたようにすっきりした」と話してくれた。こうした状況は、客観性が求められる医療現場においては、植物状態患者との確かな交流経験をも曖昧なこととして自らの内にため込み、語ることを控えようとする暗黙の認識がつくられていることを如実に示している。たとえそれが同僚であっても。

既存の定義を乗り越える

植物状態患者と看護師との関係の開示へと向かう道のりには、さらに乗り越えるべき大きな壁が立ちはだかっていた。それは、そもそも両者の間に相互作用といえるような関係が成立しているのか、という議論である。もともと私の関心は、植物状態患者と看護師とのはっきりとは見てとれない次元で交わされている関係にあった。しかしこれを探求する前提として、意識の徴候が認められず、他者と関係をもつことが不可能という植物状態患者の定義に縛られていては、話が進まない。ここから先に進むにはどうしても、既存の植物状態患者の定義を乗り越える視点が必要となった。

その視点に気づくきっかけは、既に述べてきた方法の模索によって与えられた。つまり、臨床生理学的方法、およびグラウンデッド・セオリー・アプローチのいずれにおいても、植物状態患者と看護師との間にある、はっきりとは見てとれない関係を開示することには限界があった。それらの方法は、一人ひとりの中に流れる文脈から切り離さずに経験を意味づけ、これを理解することを射程においたものではなかった。この研究に取り組み始めた当初は、自分がこだわり続けていた現象が、個々人の中に流れる文脈の内から意味づけられるという性格をもつことに気づいていなかった。このような現象の特性は、さまざまなアプローチを試みる中から、その方法と対象としている事象とを照らし合わせることで、次第に明確な輪郭をもってきたといえよう。

また臨床生理学的方法では、測定対象となった患者は客体として捉えられていた。つまり、見える次元、数えられる次元、あるいは測定機器によって計測できる次元のみを取り扱っていた。グラウンデッド・セオリー・アプローチの継続比較分析は、具体的なデータを、その具体性を消し去らない程度に概念化していく作業であり、この分析そのものが意味を見いだす作業だと考えれば、具体的な現象に見えていない特徴をつかむことができるという人がいるかもしれない。しかし私が求めていたのは、人々の関係や社会生活に見られる現象を、さまざまな角度から対比させることによって生み出される普遍性ではない。この普遍化の作業は、後に述べるような、はっきり意識される手前の次元においていとなまれている、看護師と植物状態患者との交流を浮かび上がらせることを射程に入れていなかったからである。

要するに、これらの方法論および、植物状態患者の定義の背後に潜む問題は、植物状態患者が目に見える次元において何らふるまいも見せないし、言葉も発しないことから、彼らを観察される客体としての立場から連れ出すことができずにいたこと、にあったといえよう。というよりも、見ている私たちの側が、客体としての身体の内に彼らを押し込んでしまっていたのだ。植物状態患者に近づくためには、よほど注意深く取り組まなければ、彼らをいとも簡単に物的存在へと貶めてしまうことになる。つまり、物事を細部にわたって分析し、その本質を見極めようとする自然科学的思考に慣れた研究活動そのものが、私たちを不断にそのような志向へと導いている。見る主体と見られる客体とが明確に分離されてしまったとき、植物状態患者は他者との交流を閉ざされてしまうのである。この主客分離の二元的枠組みを乗り越えられない限り、彼らとの交流の可能性は見えてこない。

しかしここでもう一度強調しておくと、実際に彼らのケアに携わっている看護師たちは、すべてとは言わないまでもその多くが、単なる客体ではない彼らとの交流を経験しているのである。

メルロ＝ポンティの〈身体〉へ

これまで辿ってきた検討から、植物状態患者と看護師とのはっきりとは見てとれない関係へと迫るためには、いくつかの重要な課題を克服しなければならないことが見えてきた。まず、この関係へと接近するためには、当事者である看護師のその都度の経験に立ち帰ることが要請された。一人の看護師の中に流れる文脈に即して意味を探究していくこと、それこそが、明示的には説明できない関係へと分け入る手がかりを与えてくれたのである。私を現象学へと導いたのは、こうしたことへの気づきであり、この現象学との出会いが、〈植物状態患者と看護師との関係〉への距離をぐっと縮めてくれた。

現象学は、近代科学の枠組みの中に入り込んでいる自分の在り方に気づかせ、科学的な認識以前の「生きられた世界」に立ち帰ること、すなわち「世界を見ることを学び直すこと」[42]を主眼とする。例えば、私たちが植物状態患者というレッテルを貼って見ていた彼らを、私たちと何ら変わりのない、ひとりの生きている人へと連れ戻すこと。植物状態患者というレッテルを取り払って彼らの存在へと迫ること。これらを要請するかのような現象学の視点が、彼らと私たちとの隔たった距離を埋めてくれるのである。

そして現象学の次のような考え方が、看護師たちの経験を「思いこみ」ではなく、ある確かな事実へと押し上げてくれる。現象学では、知覚された経験を、それ自体として存在するものではなく、「それを思ったり感じたりする人間の側の志向との関係の中で現象すること」、として捉える。知覚経験では、関係が第一次的であり、関係の両項である知覚する主体と対象の存在は、関係の成立を前提としているという意味で第二次的なものである。関係によって現象する経験は、つねに解釈によって更新され、新たな「意味」として生成し続けるものと考えられている。メルロ＝ポンティが言うように、「われわれはほんとうに世界を知覚しているかどうかは問題にすべきことではなくて、むしろ逆に、世界とはわれわれの知覚している当のもの(43)」なのである。

こうした考えに立てば、これまで問われてきた、植物状態患者が他者と関係をもてるか否か、あるいは看護師の知覚が客観的な根拠をもっているか否かは、第一次的な問題にはならない。そうではなく、患者との関わり合いの中で看護師に感じとられること、つまり看護師にとっての現われそれ自体から出発しなければならない。ここに、植物状態患者の定義によって閉じられていた彼らとの関係は、再び新たな可能性をもつ。本書において、看護師の視線に患者がどのように映ったか、患者との関係がどのような意味として立ち現われているかに注目したのは、こういった理由からだ。

さらに、主体と客体の分離の克服、これも重要な課題と考える。おそらくこの視点は、精神と身体、自己と他者等々、こうした二極に分離された世界から、植物状態患者を、さらには私たち自身を救い出すことにつながるであろう。現象学では、見るものと見られるもの、つまり主体と客体という図式によって人間の存在を理解しようとしない。現象学が立ち帰ることをめざしている「認識以前の生きられた世界」とは、主体と客体という区別がまだなされていない次元のことをいう(44)。この際、主体・客体のいずれにもなり得る両義的な私たちの〈身体〉こそが、生きられた世界経験の具体的な出発点とされる。〈身体〉は世界とのつながりであり、〈身体〉があるからこそ、世界との対話が可能となるのである。植物状態患者と看護師とのはっきりとは見てとれない関係を開示するには、この視点が非常に重要な意味をもってくるのである。

これまで検討した方法論をふり返ると、いずれも看護師が主体で患者が客体という図式のもとで両者の関係を探究していた。例えば、グラウンデッド・セオリー・アプローチによって見えてきた植物状態患者と看護師との相互作用の特徴においても、植物状態患者は看護師に見られる客体として存在していた。このような患者は外側から観察される限りにおいて、何のふるまいも声も発することのできない、ただそこにある物体のような身体として捉えられ、他者との関係が不可能であるとされてきたのである。

そもそも自分自身の〈身体〉は、自らの目の前に客体としてあるのに先立って、まずは世界を知覚し経験する媒体、世界が現われるための媒体としてある。例えば自分の右手で他者に触れたとき、私にとってこの右手は、見える対象物、他者の身体と接触する物体として意識される以前に、他者の体のぬくもりが伝わり、その〈身体〉との一体感を得る経験として現われるであろう。このような自分の〈身体〉に立ち帰ることによって、私たちは主体と客体、自己と他者の区別が未分化な次元の存在に気づくことになる。

この次元は、意味が生み出される奥深い層であることから〈身体〉固有の始源的な次元と呼ばれ、私たちの知覚経験は、まずこの次元においていとなまれるとされている。いわゆる現象学では、このような主体と客体という二項対立の手前にある〈身体〉固有の存在次元を問題とする。

こうした始源的な次元へと立ち帰り、そこから生き生きとした〈身体〉を見いだしたその人が、メルロ＝ポンティである。本書では、こうしたメルロ＝ポンティの身体論を手がかりに、植物状態患者と看護師との明示的には見てとれない関係を開示しようとしている。

なお本書において、メルロ＝ポンティの身体論の文脈で身体を表現する際は、〈身体〉と表記している。

〈身体〉固有の次元と「実存的分析」

植物状態患者と看護師とのはっきりとは見てとれない関係が生成され続けている始源的な次元とは、メルロ＝ポンティのいう〈身体〉とその世界との対話が行なわれている層のことである。この層におけるいとなみは、私たちがそれとして気づく手前で働きだしているため、自分自身で反省的に自覚することができないばかりか、第三者が外側から客観的に見てとることもできない。そのような意味で、この始源的な次元は「前意識的[45]」な「理論化以前の層[46]」と呼ばれ、通常は意識的な層によって覆い隠されている。本書では、この層へ分け入る方法として、クワント[47]が解釈し紹介しているメルロ＝ポンティの「実存的分析[48]」を手がかりとした。

メルロ＝ポンティによれば、前意識的な層における〈身体〉と世界との対話は、これが阻害されているときに、その姿を見せることが多いとされる[49]。それというのも、〈身体〉と世界との対話が阻害されたとき、例えば、何らかの障害を受けたときには、〈身体〉はその一部分のみが機能しなくなるのではなく、実存の全領野が大きく揺るがされている[50]。このとき、意識的な層にわずかながら隙間が現われ、先に述べた前意識的な層がある程度露わになってくるという。このように障害を受けてその実存が揺るがされたとき、〈身体〉と世界との対話の内に分け入る、そこへのアプローチの機会が訪れるのである。

障害を受けた存在としての植物状態患者は、実存の全領野が大きく揺るがされ、〈身体〉と世界との対話の阻害に直面しているといえる。ところが、植物状態患者は他者と交流するためのあらゆる機能と手段を失っているため、自らの経験を言葉を介して伝えることは不可能である。しかし他方で、このようなあらゆる機能を失い、そして実存の全領野が大きく揺るがされた患者に、他者がそれでもなお関わろうとするそのとき、その者の知覚経験に前意識的な層を垣間見る機会が与えられているとも考えられよう。このような可能性についての議論は、第三章、第四章で改めて取り上げる。ここでは、これらの患者のケアに携わる看護師の経験に、前意識的な層における対話がある程度露わにされていると考え、探究を進めていくことにする。

対話・語り・現象学的記述

前意識的な層は、実存の奥深い次元における〈身体〉と世界との対話によって分泌される。それは固定化されて存在しているのではなく、動的に生成され続ける〈身体〉にとっての現われであり、意味でもある。

この次元の経験は、その当事者である個々の看護師にとっての、時間軸をもった経験の中に(51)、そして世界と分かち難く一体化した経験の中に埋もれており(52)、まずはこれを開示することが要請される。しかしながら、こうした明示的には見てとれない、意識する手前ですでに働きだしているいとなみはその性格ゆえに、自己反省によって気づくことは難しく、また、単に過去にあった事実そのものとして引き出すこともできないといえる。

ここではこのような経験を開示する方法として「対話（dialogue)」に注目したい。メルロ＝ポンティは、この対話の経験について次のように語る。「他者と私とのあいだに共通の地盤が構成され、私の考えと他者の考えとがただ一つの同じ織物を織り上げるのだし、私の言葉も相手の言葉も討議の状態によって引き出されるのであって、それらの言葉は、われわれのどちらが創始者だというわけでもない共同作業のうちに組みこまれてゆくのである」[53]。つまり対話において発せられる言葉は、相手との自由な討論を通して引き出されてくるといえる。それゆえ、対話は一種の「共同作業」であり、経験はこの作業から語り出されてくるのである。

また対話においては、「他者の言葉がわれわれのうちでわれわれの意味に触れにくるし、われわれの言葉も、返事がそれを証明してくれるように、他者のうちで彼の意味に触れにゆく」[54]。このように対話においては、互いの言葉が互いの意味に触れ、そこでの「解釈」が新たな経験として生み出されてくる。こうした対話とそこで生じる解釈は、「自分が抱いていることさえ知らなかったような考えを引き出したりもする」[55]のである。

このように考えると、対話を介して語られた個人の経験は、その人が過去に経験した内面的で主観的な事実だけにとどまるものではないと言ってもよいであろう。ここでの経験は、聞き手という他者の存在が語らせたのであり、他者の存在によって生み出されたものなのである。それゆえ、「語られるストーリーは聞き手によっても異なってくる」[56]。個人の経験は語られることによって、経験した当事者の主観を越え出て他者へと開かれた経験、つまり他者の解釈に曝される経験となるのである。

語られた経験が他者に開かれていることは、「語り（narrative）」における「時間」の捉え方によっても根拠づけられる。先にも述べたとおり、対話において語られた経験は、それを経験している時と語られる時の時間にズレがある。つまり、個人の語りは、現在という文脈において まとめられた経験であり、現在において解釈され捉えなおされた過去であり、過ぎ去ったままの時間において表象されるものとは異なる。(57) このような意味で経験は、語ることによって現在から過去を、あるいは現在から未来をまなざし、それらが現在において捉えなおされたものなのである。精神科医でもある木村敏が言うように、「昨日の事件も明日の予定も（略）いまのわたしの思い出でありいまのわたしの期待である(58)」。

ここでの現在と過去あるいは未来における経験の主体は、ともに同じ自己であることから、メルロ゠ポンティはハイデッガーの言葉を引用して「時間は〈自己による自己の触発(59)〉」であるという。こうして、現在の自己が過去の自己に触れ、これを捉えなおす作業を通して語られた経験は、過去の自己を越え出て、現在の自己や他者に開かれたものとなるのである。

対話を介して語られた個人の経験においては、「時間」が現在を起点としたまなざしのもとに捉えなおされたのと同様に、「空間」においてもその人が身を下ろしている「ここ」から世界へ、どのようにまなざしが送られ、その人にとって世界がどのような意味をもって立ち現われてくるかが重要となる。近代科学が思考するニュートン的空間は、世界の中に主体の視点を持たないことを前提とした。しかし、メルロ゠ポンティによれば個人の経験は、その個人が身を置く世界の中にその主体の視点がなくては語り出せないものなのであり、主体としての〈身体〉が、「いま・ここ」から絶えず世界に関わり合っていく行為のうちに生み出されているのである。[60]

これらをまとめると経験は、主体が身を置く「いま・ここ」が起点となり、この起点である〈身体〉がさまざまな他者と出会い、さまざまな出来事に触れることによって生み出されている、といえる。そして、新たな出会いや世界との接触によって、それまでの経験は新たな意味として解釈され、組みかえられるという動的な変化を遂げていく。それ故、経験はまず、世界に身を置く主体が、世界へと開かれている「いま・ここ」から語られたこと、として了解されなければならない。

今回の探究では、個人の経験を開示する方法として先に述べた「対話」「語り」が反映されるインタビューを採用した。このようなインタビューをヴァン・マーネンは次のように述べている。「(1)インタビューは、ひとりの人間の現象をより豊かに深く了解するための資源として役立つであろう、経験の語りを開示し、これを集めるひとつの手段であり、(2)ひとつの経験の意味をめぐって、パートナーとの会話的関係を深めていく媒介手段である」。[61] このインタビューの両参加者は、共に自らの経験についての反省(reflection)に参加していることになる。[62] こうした反省は、語り手にとっては経験を捉えなおしてこれを語り出すことの助けとなり、聞き手であるインタビュアーにとっては、この後に語られた経験を解釈し、再構成し、これを記述することの助けとなる。

また、このようなインタビューにおいては、語り手にいくつか要求されることがある。本書のテーマに即して言えば、まず植物状態患者から何かを感じとるという知覚経験を、量的にというよりもむしろ、質的に豊かに経験していることが期待される。次いで、自分自身の経験をできるだけ豊富に、かつ緻密に言語表現できることが要求される。このような条件が満たされることによってはじめて、前意識的な層における経験がある程度語り出されてくると考える。

現象学的研究において、こうした際だった特性をもつひとりを徹底的に探究することが、精神医学領域のブランケンブルクによっても推奨されている。患者の誰もが自らの経験を言語化できるわけではないため、ブランケンブルクは統合失調症患者を例に、「世界内存在の変化は、さしあたっては個別例に即してしか示すことのできないものである」[63]と述べている。

言語化できる個別例に注目せざるを得ないという点は、本書においても同様である。ここでまず開示しようとしている臨床における患者と看護師との関係は、先に述べた語り手の条件にあるように、豊富な経験をもっていることと、これをある程度言葉によって表現できることが要求される。見てとることのできない経験の言語化は難しく、この段階で語り手が絞られてくることになる。そしてこの経験は、先に述べた「対話」「語り」の特徴から、「いま・ここ」という世界に身を置く場、つまり、ひとりの主体という起点から知覚され解釈されたものである。従って経験は、その個人の中に流れる文脈をもった一つの全体としての構造をもっており、そうした全体性を通して了解されない限り、近づき得ないものである。それゆえ本書では、ひとりの看護師の経験を、その全体性を貫く時間軸をもった構造として記述していく。

またメルロ゠ポンティは、「記述する（décrire）ことが問題であって、説明したり（expliquer）分析したり（analyser）することは問題ではない(64)」という。つまり現象学では、主体の経験を、その主体から切り離された客体としての対象の側に見いだし、ここに見られるさまざまな因果関係を説明することをめざしているのではない。また経験を、その主体が住み込んでいる世界から切り離された主体の側の意識に見いだし、これを反省的に分析することをめざしているのでもない。現象学的記述は、主体の経験を、主体の意識の側でも対象の側でもない、あるいは主体でも客体でもいずれにもなり得るという、両義的な性格をもつ次元から言語化していくことをめざしている。

例えば色の経験を例にあげると、黒でも白でもあるような、つまり私の経験の中ではまだ黒とも白ともいずれともいえない、黒や白が私の内でその色として生まれてくるそのありさまを、それがまさに生み出されてくるように記述しようというのである。決して、黒と白とが混ざった曖昧な灰色を表現しようとしているのではないし、主体の私から切り離された客体としての色を説明しようとしているのでもない。言い換えると、常に生まれ続けている知覚経験がいかに、あるいはどのように生成されているかを記述することが、そのまま現象の開示となり発見となるのである。

メルロ＝ポンティは、記述されるべきこの間《あいだ》の場を〈身体〉に求めた。とりわけ〈身体〉が「世界へと身を挺している」(65)その在り方を、そして主体でも客体でもない〈身体〉の両義的な在り方を、そのまま描き出すことをめざしている。このような記述の目的は、経験の了解であり、現象としての一つの経験へと読み手を導くことにある。

以上より本書では、始源的で前意識的な層における〈身体〉と世界との対話および、この層における両義性を、その経験の内側から、つまり看護師の視線から細やかに記述することを試みていく。

第二章　看護経験の語り

ここでは、看護師Aさんが語った植物状態患者との関わり合いの経験を見ていきたい。まず、彼女の人となりに触れておこう。

私がAさんと出会ったのは、Aさんが日勤を終える直前であった。準夜勤者へその日の受け持ち患者に関する申し送りを終えると、彼女は再び患者のもとへ戻り、ケアを続けていた。Aさんが中村さんの体の向きを換えて、背中をぱたぱたと叩いて痰の喀出を促すケア(タッピングという肺ケア)を行なっているところに、私は「ケアを見せていただけますか」と言いながら近づいていった。するとAさんは「私のやり方で参考になるでしょうか」と言いながら、中腰の姿勢をとって自分の顔を中村さんの顔の前までもっていき、「中村さんのこと見ていていいですかって、よかったら目パッチンして下さい」と声をかけた。私もAさんに倣って彼の目の位置まで顔をもっていき、「中村さん、少しお手伝いさせて下さいね」と語りかけた。初対面の私には、彼のまばたきの意味を汲みとることはできなかったが、代わりにAさんが「お願いしますって言ってはります」と答えてくれた。それから中村さんの体位変換を手伝うと、「お手伝いしていただいてすみません。そこの枕を取っていただいていいでしょうか」と自然にケアへ参加させてくれた。中村さんを囲みながら冗談を言ってその場をなごませたり、植物状態患者のケアを行なうときに注意していることを話してくれるなど、会話が弾んだ。この時のAさんとのやりとりは短時間で終わったが、新しい環境に入って間もない私にとっては、緊張感が和らぐひと時であった。

Aさんは非常に明るく、気配りのゆきとどいた人であった。しかし、なんとなく元気がないようにも見えた。初対面であり、日頃の彼女の様子が分からなかったため、その時はそれほど気にとめなかったが……。後になって事情が分かってくると、その頃は受け持ち患者が亡くなって間もないときで、周りのスタッフも元気のないAさんを気遣っていたという。

その後、Aさんに研究への参加を申し込んだとき、彼女は「先日の学会[1]でお会いしましたね」と教えてくれ、二人とも発表者だったため緊張したという話から打ち解けた。そしてAさんは、「私は看護師が患者さんのまばたきをどのように解釈しているかに関心がありま す。ここの言語聴覚士が言ってたんですが、医師と看護師、受け持ちの看護師と受け持ち以外の看護師とでは患者さんの評価は違うそうなんです。そのことは実感として分かるんですが、どうしてそうなるのか、どのように解釈しているのかは分かりません。解釈も確かに必要だと思いますが、看護師の思いこみはよくないと思います。この研究は、私の疑問の解決に繋がるようですので是非協力させて下さい」と言って了解してくれた。

Aさんは関西出身の二〇代の女性であり、二人姉弟の長女として育てられた。母親がクリスチャンであったため、洗礼こそ受けてはいなかったが宗教にも関心をもっていた。高校三年生のとき社会福祉科と宗教科の大学を受験するが、精神的な圧迫に勝てず受験に失敗してしまい、二年間の浪人生活を余儀なくされた。Aさんには、この受験の失敗がはじめての大きな「壁」であったという。浪人中の約一〇ヵ月間は、受験料を稼ぐために精神科病院の老人病棟でヘルパーとして働いた。看護師になろうと思ったのは、母親の友人の看護師長に勧められたのがきっかけだった。また、この二年間に両親が離婚し、その後Aさんは母親と二人で暮してきた。そのため経済的にも苦しかったようである。

看護の教育を受けた学校は、公立の看護短期大学であった。在学中には新聞配達をして家計を支えたり、サークル活動でさまざまな大学の学生たちと医療について考えるという活動を行なっていた。三年生の病院実習のときに、記録が書けず、教員から厳しく咎められたという苦い経験もしていた。

現在Aさんが働く施設の存在は、友人からの情報で知り、自分で見学、面接にきて就職を決めた。地元を離れたのは、母親から自立しようという気持ちがあったからという。

この施設は、植物状態と診断された者のみを専門に受け入れる病院（以下、Tセンターとする）である。Tセンターは自動車事故によって植物状態となった者に十分な医療とケアを提供すること、およびこのような患者の家族を救済する目的で、一九八四年に設置された。現在、こうした施設は国内に九施設ある。

このTセンターを就職先として選んだ理由は、紙屋克子氏[2]が報告した意識障害患者のケアを大学の授業で教わって非常に興味をもち、これに近いケアができるのではないかという印象をもったためであったという。

私はこのような施設で、看護師や患者らと触れ合いながら、約一年間にわたってAさんにインタビューを行なってきた。インタビュー開始時、彼女のTセンターにおける勤務年数は約四年であった。ここに書きとめられた看護経験は、インタビューにおいてAさんが語ったこと、私が病棟に出向いていったときに見たり聴いたりしたこと、そして感じ取ったこと、時間の合間をみて彼女と語り合ってきたこと等々を、再構成したものである。

なお本章では、読者にAさんの語りそのものを読み味わってもらうために、できる限り語られた表現で記述することに努めた。また、登場する患者は仮名で示し、一人ひとりが区別できるようにした。

1　Tセンターでの経験

Tセンターにおけるケアの目標

Tセンターは開設当初より、独自の方針のもとで運営されてきた。Aさんたち看護師は、入職時よりその方針や患者の捉え方についての説明を受け、知らず知らずのうちにこれを身につけていたという。そのことに気づくきっかけとなったのは、この方針を変更せざるを得ないような事態が生じたときであった。Tセンターは開設当初より、入院患者が植物状態を脱却するまでセンターにて診療をするという方針で運営されてきた。がしかし、諸々の状況がそれを許さなくなり、私が調査を始める少し前に、五年間という期限を決めて入院治療、看護、リハビリ（理学療法）を行なうという方針に変更された。Aさんはこのような事態を母親や親しい人に話し、意見を求めたのであるが、彼らは一様に「現在の医療の流れからするとそのような措置がとられるのも当然ではないか」と答えたという。これを聞いてAさんは、「私らの考えているのも、あくまでひとつの世界の中にいて、私ら自身も無意識的にそれに染まってるところがあるのかな」と、自分が独自の思想、つまり世間一般とは必ずしも同じではない思想をもった世界にはまりこんでいることに気づき驚いたという。そしてAさんは、このようなTセンターの方針を次のように理解していると話してくれた。

……病院の片隅に眠っていたのを拾い上げられた、すくい上げられたじゃないけれども、そういう意味合いがある。患者救済、家族救済っていうのも、一番大きな理由だったらしいんですよね。一生たぶん、リハビリとかコミュニケーションというものは、もうできないのだとみなされたまんま、一生終える、病院の片隅で終えていくような患者さんをひとりでも救おうと……その人の残っている、出したいと思っているところを出させてあげられるような関わりをするためにこのセンターはある……。

また、このような方針で診療を行なうTセンターは、次のような植物状態患者の捉え方をしていると教えてくれた。

ここにいるすべての患者さんのことを、意識がないというか、そういうところまでの思考もないっていうような捉え方はしていないです。だから患者全員が前提としてそのような能力はあるけど、それを出す手段をもたないっていう、それを私たちは引っぱり出すんだっていうふうには、そこらへんはね、結構きっちり教育されているんだと思います、無意識のうちにでも。そして入ってくるスタッフもそれを求めてここに入ってくるのかなって。

このような植物状態患者の捉え方がAさん自身に定着したのは、センターの患者と日々のケアを通して関わりはじめてからであり、確かな実感として受け入れることができるようになったのは、ひとりの患者を任せられてからであったという。そして、こうした考え方がセンターのスタッフの根底にあるからこそ、現在行なっているような植物状態患者のケア、つまり「じっくりゆっくりベッドサイドで関わる」ことが可能になったと語る。

プライマリーナースとして「ひとりの患者」と関わること

Tセンターの看護体制は、ひとりの患者のケアをひとりの看護師が責任を持って受け持つというプライマリー制をとっている。そのためプライマリーナースになれるのは、Tセンターにおける勤務経験が一年以上であり、センターの一年間の教育プログラムを修了した者とされている。しかし、入職半年後からは、アソシエイトナースとしてプライマリーナースの指導下でひとりの患者を受け持ちはじめる。プライマリーナースは主に、受け持ち患者のケアプランの作成と実施、特に自分が勤務していないときにも他のスタッフがスムースにケアを行なえるように工夫すること、そして患者への看護介入の成果について評価することを役割としている。また、家族とのやりとりも任されている。そのため多くの看護師は、勤務以外の時間にも必要に応じて病棟に現われたり、受け持ち患者に大きな変化があったときは「呼び出し」を受けるという。Aさんはこれまで、このような役割を三年余り経験してきた。

ここではまず、Aさんがプライマリーナースとして「ひとりの患者」を任される中でどのような経験をしてきたか、そして、この経験にどのような意味を与えているかを見ていく。

私がTセンターを訪れるようになってちょうど二ヵ月を過ぎたある日、病棟でいつものようにスタッフに声をかけたり患者の様子を見ているところへ、言語聴覚士がやって来た。互いに挨拶をすると、彼女は「今日の一時半からリトミックという音楽療法があるんだけど見に来ませんか」と声をかけてくれた。リトミックを見るのは初めてであり、また、植物状態患者がどのように音楽と交わるのかに関心があったため、「ぜひ伺わせて下さい」と返事をして別れた。予定の時間にリトミックの会場へ行くと、Aさんと受け持ち患者の村口さんがやって来た。看護師Fさんも一緒であった。それというのも、Aさんはすでにこの日の勤務を終えており、リトミックの時間はFさんが村口さんの（その日の）担当の看護師だったからである。しかしこの日は、村口さんにとって初めてのリトミック参加日であったらしく、

Aさんは彼女の様子が気になって、勤務後であるにもかかわらず同行して来たようである。この他の日にも、Aさんが勤務時間以外に病棟でケアをしているところをたびたび見かけた。いつもAさんは、村口さんのそばにいるのが当たり前であるかのようであった。

私は、Aさんがなぜこうまでして受け持ち患者に関わることができるのか知りたくなり、三回目のインタビュー時に、「勤務後に病棟に残っていたり、リトミックの時にも勤務後に参加されていたり、ああいう行動は結局、村口さんのそういう細かなものを、そういうとこであればもっとつかまえられるんじゃないかっていう（意図ゆえなのか）……」と言葉を発すると、Aさんは「それもひとつあるし」と言いながら、次のように応えた。

プライマリーとして把握しておきたい。実際に見て、っていうのがひとつありますよね。例えばなんだろう、記録にその日の受け持ちが、本来ならその日の受け持ちが記録に書いたものを私が見ればいいんだけれども、記録ってどうしてもモレがあって、じゃあここはどうやったんやろうって、プライマリーとして疑問に思うところと一致するとは限らないわけですよね。どうしても。だから、やっぱり着実に彼女の状態を責任もって把握しとかないかんのがプライマリーやから、プライマリーとしてきっちりというか、ちゃんと自分の目で見ておきたいというのはあるから残る。……帰れ帰れって言われますけどね。

　またAさんは、「その日の仕事が終わらない」「その日の仕事をすっぱり割り切って、っていうのは難しい」「やっぱ長年のつき合いの中にでてくる患者との心情的な……同一化するようなところがあるから」と言い、そして「あれで村口さんいなかったら、私は帰ってますとか思うんですけどね」と、受け持ち患者のそばから離れがたい気持ちを話してくれた。「責任感なんてそんな偉そうなもんではない気がする。ただ単に、純粋にプライマリーとして見ていたいとか、この患者さんを見てたいっていうところはあったりするのかな」と言いながらも、他方で「本来だったら、やはり……その日の受け持ちが対応するべきで、だから本当は行かなくっていいんだろうけど……行っちゃう」と、理屈では割り切れない行動をとってしまっていることを語ってくれた。この時、私が思わず「やっぱり気になりますね」と言葉を返すと、Aさんは興奮してこれに賛同した。

　そうそう。気になるんですよ。その通りです。だから、うーん……なんやろ……。やっぱり、あれ、誰やったかな、H先生やったかな……。ここのプライマリーって変だよねって。うちって変だよねって言って、「なんでですか?」って言ったら、「緊急の事態があったら呼び出されるじゃん」って。「え、呼び出されないんですか?」(笑い)って私なんか思ったけど。患者さん、なんか変わったら呼び出されるじゃん。私らはそれが普通っていったら変やけど、呼び出してくれなかったら、なんで呼び出してくれなかったんだって、たぶんプライマリーとして抗議すると思うんです。むしろ呼び出してくれた方が……だから結局これは、プライマリーの気が済むかどうかの違いだと思うけれど。……もし何かあったときに居たいと思うのは、プライマリーゆえのいいとこやと思うし、それやから結局、患者さんとつき合えるってところもあると思うんですけど。

このように言い切ると、Aさんはさらに自分の揺れ動く気持ち、つまりプライマリーナースとして勤務時間外にも受け持ち患者のそばに居たくなる気持ちと、割り切って他の看護師に任せなければならない気持ちとの間で揺れ動く葛藤について、次のように語ってくれた。

A 横井さんが緊急のオペになったときに、私はなぜかたまたま半日の日だったりとか夜勤明けだったりとかして、すっかり勤務が終わった状態でウロウロしてたら、早く帰れってみんなにおけつ叩かれて追い出されてしまったけど。……プライマリーの心情、でもそれプライマリーの心情って、プライベートな感情ですよね。だから、仕事として考えたときに、ほんと確かにその日の受け持ちがいるなら、受け持ちは受け持ちの責任として果たさないといけない。そこにプライマリーの個人的な感情のほうを大きく占めた感覚で首突っ込んだら、逆に迷惑になるだけかなとか思うから、そこ、引かなきゃしゃあないっていう、引き際っていうのも、あくまで、それはだから引かなきゃいけないって認識はしてるけれども、できれば引きたくないのっていう……。居させてって思うんだけれど、「だめ」って言われたら「あ、そうですか」って、おろおろおろって言いながら帰るしかない。

私　居たい。そこに居たいっていう、それは患者さんのそばに居たいっていう気持ち？

A　うーん、そうですね。見れるんだったら、見ていたいっていう。

私　見るっていうのは、何を見ていたい——

A　だからできればケアに加わりたいっていうのはありますよ。私がやりたいっていう。だけど、それは仕事じゃなければ、勤務、もう既に外れているんであれば、余計な手出しでしかないわけですよね。だからそれやったら、「せめてカーテンの裾から見ていちゃだめ？」って。

プライマリーナースとしてひとりの患者を受け持つことは、Aさんをこのように突き動かした。しかしさらに追及すると、「プライマリーとしての行動っていうのは、たぶん自分がそうしたいからっていう、すごく自己満足的なレベルだと思っています」とAさんは語る。

突き詰めて言うならば、自分がそうしたいと思ってるからしてるっていう、そこしかないんだけども……。だから、うーん……患者さんのためとかっていうようなことは、口が裂けたって言えない質《たち》なんです（笑い）。裂けても言えないっていう……。だって、患者さんはほんとにどう思ってるか確認のとりようがなくって、ただ自分の判断として、プライマリーとしてっていう大義名分しょってるけど、プライマリーとしての責任っていうのは、やっぱり自分がそうしたいと思ってるから、そうしてるっていうふうにあるんじゃないかと思うんですけど。他にどういう意見があるのか、私にはちょっと思いつかないんですが。すべての行動って何だろう、自分がやってる以上、自分の責任で自分で判断して自分が選択して動いてるっていう認識は、これはプライマリーとしてとか関係なく、個人としてみたときに、っていう認識って必要だと思う。そうしないと自分の行動に責任もてないじゃないですか。それはだから、個人の生き方の問題で、私はそう考えながら動くから、それはもうだから、職場にあっても一緒だと思うんですよ。

そして、「どうしてそういうふうに考えるようになったのかっていうのは……前にも言ったように、浪人したりしてた、そこらへんの経験のとこからたぶん」と締めくくった。

出会うべくして出会った人

Tセンターの看護の特徴として、受け持ち患者とのつき合いが長くなることが挙げられる。Aさん自身の口からも、何度もこのことは語られた。看護師の中には、一〇年以上同じ患者のプライマリーナースであった者もいる。このような患者と看護師との関係の中で、看護師たちは生き生きと楽しそうに仕事を行なっていた。私は、このようにケアが続けられるのはなぜなのかを、七回目のインタビューでAさんに問いかけてみた。するとAさんも、就職当初同じような疑問をもったことがあり、塾の先生であった「師匠」と議論をしたことがあるという。そして、今は次のように考えていると語ってくれた。

お互いにお互いを必要としているからやろなって。人間関係って、すごーい、これをまただから、もし具体的に説明してねって言われたらよう説明しないんですけども……この人に会うべくしてここに居るっていうのがあるのかなって。なんでここの患者さん、ここに居るんだろって思ったときに、患者さんがここでこうして生きてるのは、誰かが、どこかで誰かが生きていてって願ってるからだろうって。彼が生きてること望んでるから、彼はここに生きてる。私はなんでここに居るんだろうって思ったら、やっぱり、この人に会うためにここに来たんだなって、思わざるを得ないような気がしてるんですよ。四年間仕事してきて。……住田さん以外のプライマリーって考えられなかった。で、横井さんを迎えたときに、横井さん以外のプライマリーになることは考えられない。……もしもって言葉は絶対出なくて、私はこの人のプライマリーになるために、今ここにおるんや、辞めずにここにおるんやっていうのが。村口さんのときでも、ただプライマリーとして迎えたときに、やっぱ違和感なく、私はこの人のプライマリーなんだっていうのはあった。……なんかそういう実感が出てきた、実感が湧いているのは確かですわ。……住田さん以外のプライマリーは考えられなかったし、「私はあなたに出会えてよかったと思う」っていうのは素直にそう言える。

プライマリーナースならではの直観

このような受け持ち患者とのやりとりについて語る中で、Aさんは幾度も、「プライマリーとしての直観」という言葉や、「プライマリーと患者っていう関わりでないと、たぶん分かりにくい感覚」という表現を用いた。しかしこの「直観」については、「大きく主観的」「思い込みっていうのが、もう大きく前提に入っている」ために、医師に説明を求められても答えられないため、逃げてしまっているという。

すごいほんまプライマリーと患者って関わりでないと、たぶん、分かりにくい感覚だと思うんですよ。つまり患者と看護師という立場の中で捉えるときに、一般の受け持ちの患者の中でとか、そういう中ではもしかしたら、すごい実感としては湧きにくいかもし

れません。ものすごい、はたから見たらごっつい入り込んでいるような気がするんです
けど、自分が。冷静っていうか、なるべく客観的立場でいようと意識はしてたけども、
それでもやっぱりひいき目に見ても入り込んでいるっていうふうに言われたら「ウッ」
って言うしかないなって思うけども、でも、そのときはそうとしか感じなかった。

Aさんのいう「プライマリーとしての直観」によるコミュニケーションは、経験している
当事者にとっても確かなものではないらしく、このように語りながらもAさんの気持ちは揺
らいでいた。

それでもやっぱり、そういう〈視線がピッと絡む〉みたいなところがあるような瞬間
が、瞬間として捉えられる。プライマリーだから捉えられるのかもしれないし、うー
ん。……プライマリーは捉えているつもりでいるっていう。その瞬間でも、捉えている
っていうつもりでいるのは、プライマリーだからそういうふうに捉えているつもりでい
ちゃうっていうのもあるかもしれないし、逆にプライマリーだからこそ捉えられる、そ
の瞬間をっていうふうな見方も。だからいいようにも悪いようにも捉えれるけれどもっ
ていうのはあると思うけども、絶対にないとは言えないことだと私は思う。

2　受け持ち患者との関わりをふり返る

次に、Aさんが経験した受け持ち患者との関わりを一つずつ紐解いていくことにする。

Aさんには、研究への参加を決めた時までに、受け持ち患者の住田さんと横井さんを亡くした経験があった。短期間に二人の患者を亡くすという経験はTセンターでは珍しいことであり、開設以来Aさんが初めてであったという。インタビュー開始当時は、横井さんを亡くしたばかりであったため、Aさんには受け持ち患者がいなかった。それから一ヵ月の間をおいて、新たに入院してきた村口さんのプライマリーナースとなった。

ここでは、AさんがTセンターに就職してから受け持った三人の患者との関わり合いについて見ていく。この三人の患者は分けて記述していくが、その理由は、Aさんがそれぞれひとりずつの患者と、生きた時を刻んできたと考えたためである。またインタビュー開始時においても、最初に受け持った住田さんについては「すでに気持ちの整理がついている」状態にあり、次に受け持った横井さんについては、インタビュー開始直前に亡くなり、「まだ気持ちの整理がついておらず、感傷的になってしまう」状態にあった。そして、そのとき受け持っていた村口さんとは、「新たな発見が続いている」状態にある、という違いがあったためでもある。しかしながらAさんは、しばしば三人を対比させて話を進めた。このような内容については、語りの流れのなかで中心人物となっている患者の記述と共に紹介していく。

語り①　住田さんとの関わり

住田さんは、AさんがTセンターに就職して初めて受け持った患者である。Aさんは最初、アソシエイトナースとして、入職半年後から住田さんを受け持った。そして、半年間アソシエイトナースを経験した後に、住田さんのプライマリーナースとなった。そのためAさんは、「前のプライマリーさんがやっていることを見ながら一緒にアソシエイトとして入るわけですから」、つまり先輩の行なうケアを見ながら実践するという「予備期間」があったために、住田さんには「馴染みやすかった」「入り込みやすかった」と語る。

Aさんと住田さんは、さまざまな出来事を通じて関わり合い、関係を築いていくが、その関係は「わずか一年」で、住田さんの「死」によって終止符が打たれた。住田さんの死はAさんにとってだけではなく、Tセンターにとっても非常に「インパクト」の強い出来事であった。それというのも、Tセンターは住田さんの死を通して開設以来初めて、「がん」による患者の死を経験したからだ。これに対応したのが、就職してわずか一年余のAさんだった。

住田さんは五〇代の男性であった。約二〇年前、歩行中に後ろから来た車にはねられて受傷。直後より昏睡状態となり、搬送された病院で多発外傷、脳挫傷、および開放性頭蓋骨骨折と診断された。急性期を脱した後に、かろうじて医師の指示に従う反応が見られたが、痙攣発作を頻発し指示に従う反応が全くなくなった。

受傷約五年後にTセンターへ入院。入院時の神経学的所見は、覚醒することはできるが命令に応じることができず、意思の表出はみられない、とあった。痛覚刺激に対しては僅かに反応できた。把握反射[3]とバビンスキー反射[4]が認められた。脳萎縮が広範囲に見られ、第四脳室の拡張は著明であった。脳血流は小脳から左頭頂葉にわずかに保たれているのみであった。

住田さんについて話してくれたのは、一回目のインタビューにおいて「このセンターに来て一番印象に残った患者さんとの経験について話していただけますか」という質問をしたときであった。そのときAさんは「いやもう印象だらけ。何だろう、たぶん、んーっと、印象に残っている患者さん」と言いながら、住田さんのことを語り始めた。

意識障害スコアリングとしてはレベルの低い患者さんだったですわ、で、えっと、けっこう大脳、脳幹部の損傷も激しいっていうような所見が出てたと思うんですね。で、病名も心筋梗塞だの水頭症だの糖尿病だの、その自動車事故の外傷性後遺症以外になんか七つぐらいわーって病名がついてて、っていうような状態で、「この患者さん難しいからね」ってみんなが言うような、身体コントロールが難しいからねって言うような患者さんだったんですね。で反応とかコミュニケーションより、身体的な状態を安定させるっていうのが第一に優先されちゃうようなところがあって、経口食とかもやってないんです。糖尿病もあったから、私も関わり方としては、経口食を前にやっていて誤嚥性肺炎になって、胸腔ドレナージ（胸腔という肺を膨らませている部分に貯まっている胸水などを管を用いて排出すること）ってことになってる人だから、前のプライマリーも恐れてやりたがらなかったから、私もそのまま「おいおい始めることにしようかなあ」っていうような状態で、そういう経口食だとかっていうような最も反応を引き出せることもやらなかったんだけども、だから表情とかも……、そんなに表情変化が大きい人じゃあなかったんですよ。

　このように住田さんは、反応を引き出したりコミュニケーション手段を確立する[5]といったTセンターの目的をめざすよりも、とにかく身体的な状態を安定させることが優先される状態にあったという。また、医学診断および意識障害スコア（Tセンターにおいて独自に開発された意識レベルを評価するスコア）によっては、問いかけに反応を示したり、表情の変化を見せるなどの可能性は少ないと判断されていた人であった。事実、Aさんが立てた看護ケアの計画も実際に行なっていたケアも、反応を引き出すための積極的な関わりに至っていなかった。

可能性の実感

住田さんの身体的な状態を説明した後に、Aさんは「これはどこの記録にもちょっと載ってなくって、書かなかった」と言いながら、次のような「エピソード」を語ってくれた。

あの、ちょうど彼のところにてててて行って、彼が「ふわー」ってあくびしようとしたときに「スー（住田）さん」（大声）って呼んだらあくびがピタッて止まってしまったんですよ（笑い）。「今あくびしたけど驚いたんやろ、驚いたんやろ」って言ったら、「ニッ」てここ（口角）上げて笑ったんですよ。ほんとに「ニッ」て笑ったんですよ。「今笑ったんかなあ……」、瞬目反応（返事と受け止められるまばたき）とか〈タイミング〉とかは合うんだけども、ほんとに確立しているかどうかは実はちょっと怪しかった。まだ確立してると私は捉えていないんですけれども、その時に、なんかその「あっ、大変や」って、笑顔が出て、でしかも「笑ったやろ、笑ったやろ」っていって笑ったということは理解、聞こえてたっていうことなんだなーって、そういう笑顔が出たっていうことはすごくインパクトとして残ってる。

ほとんど表情の変化が見られなかった住田さんが「笑った」という事実、少なくとも「ほんとに」そのように見えたという事実は、Aさんに「インパクト」を与えた。というのも、Aさんの呼びかけに住田さんが「笑って」応えたという事実は、彼に自分の声が届き、そしてそれをつかんでくれた証拠だったのである。またこの証拠は、住田さんの能力の可能性を実感するのを助けた。さらに、Aさんは住田さんの能力を私にほのめかすように、そして最初に紹介した彼の身体状態を否定するかのように話を続けた。

すごくレベルの低い患者さんだったけれども、この人は関節可動域が比較的広くって、股関節とかの可動域が比較的広くって、端坐位はできる人だったんですね、こちらの介助で。で今まで体を起こすっていうリハビリの端坐位をやってたんですけれど、枕の置き方によって、ひとりでこうやって坐っていることが分かったんですよ。たまたまそれがねえ去年、枕をここ（後頸部を後ろから両手掌で触れながら）に入れて、倒れないようにバランスよく整えて、背中とお尻のところにも入れて、あと両脇にこういうふうに抱えさせて、……で、パッと私が離れても、今までは肩組んでたんだけど、離れても彼はこの状態（端坐位のまねをする）で坐ってることが分かったんですよ。あっ、「坐れる」って。どこかに人間坐ろうっていうことは自分の中でバランスを保とうとする意識が、きっと力が働いているっていうことなんじゃないかなって私は思ったから、だからその人の中にそれが出てきてるんじゃないかと、で、しかも支えようと思えば支えられるだけの能力がどこかに、手なり足なり体の中にあるってことなんかなあ、それすごいことやなあって、みんなで盛り上がったんですよ。

そして、端坐位がとれた住田さんと次のようなやりとりを交わしたという。

「わーすごいスーさん、ひとりで坐ってるやん」って言って。スーさんひゅって首動かして、キョロって見るんですよ。で、「スーさん、こっから声聞こえるか、坐ってるんだよ、声聞こえる人、目パッチンして」って言ったら、パチンってやって、「おーすごいすごい、ほんなら二回目パチンして、声聞こえたら、二回目パチンして」っていったら、二回目パチン、パチンってやって、「あーほんとすごい」っていっていうのはあった。まあ、それでもこの人がほんとに理解して瞬目が、普段のコミュニケーションで、そのパターンが確立してるって言っていいかどうかは、私やっぱりそこでも判断がしきれなかったけど。

住田さんは重度の脳損傷のため、コミュニケーションをはかることが難しいとされる患者であったが、彼と毎日を共に過ごしているAさんの経験の中には、この住田さんの「手なり足なり体の中に出てきている力」の可能性を信じずにはいられないようないくつかの「エピソード」が宿されていた。ここでの語りには、彼の可能性を目の当たりにして感動している姿と、その可能性を誰もが分かるような現実のものであると判断を下すことへのためらいとがみてとれる。

視線がピッと絡む

住田さんには潜在的な能力が開示された「エピソード」がいくつか見られたが、コミュニケーション手段として、第三者にも理解できるよう確立されたものはなかった。しかし、Aさんは次のような方法を用いて住田さんとコミュニケーションをはかっていたという。

手を握ってくるっていうのがあったので、こう、ピッてして（住田さんの手の中に自分の手を入れる真似をする）、あの、「手に力入れて」って言ったらキュイ、「離して」キュイ、「合ってるかな」っていう感じ？……不随意でたまたま言葉かけに合ってたのかなとか、私がその不随意な動きに無意識に言葉だけ合わせてた可能性ってあると思うんですよ。瞬目もそうだと思うんですけどね。うん。だから、だから「確立できてない」と言ってるんだけれども、たぶんキュッて手握ってくる様子があったような気がするし、瞬目も回数合ったりとか、だから「二回目パチパチして」って言ったら、パチパチってやるときがあったりとか、やっぱりパチンって。嫌やったらしなかったりとかっていうことがあったような気が、自分のなかであるように思えたから、そういう形で、あの、コミュニケーションのとり方をしていた。

Aさんによれば、このような患者とのコミュニケーションは、「プライマリーと患者という関わりでないとたぶん分かりにくい感覚」なのだという。そして、このほかにも、プライマリーだから捉えられることとして、〈視線がピッと絡む〉というコミュニケーションについて語ってくれた。住田さんの状態からいって、「視線を合わせること」も困難であったようだが、Aさんには「視線が合っているような気がしていた」と。

「住田さんとどの程度コミュニケーションがとれてたと思う？」って言われたら、やっぱりうまくは言えないけど、なんだろう、目を見たら何となくこっちの目と視線が合うような気がしてたんですよ。なんとなく視線が。で、目と目が合うっていうのは、やっぱりなんか通じるものがあるって思うけども。……こうある瞬時で、なんかこうやっぱり〈視線がピッと絡む〉みたいなところはあるような気がする。そういう〈視線が絡むみたいなところがあるような瞬間〉が、瞬間として捉えられる。プライマリーだから捉えられるのかもしれないし、うーん。

「うーん」という表現からも分かるように、プライマリーだから捉えられるということは、それは「プライマリーだからそういうふうに捉えているつもりでいちゃう」という消極的な意味にも、「プライマリーだからこそ捉えられる」という積極的な意味にも受けとめられる。しかし最後に、「絶対にないとは言えないことだと私は思う」とプライマリーの積極的な捉え方を肯定する言葉を添えた。

マーゲンチューブ（栄養を鼻から胃まで送り届ける合成樹脂製の管）が入りにくくなり、唾液の量が増えるという変化が住田さんの身に起こったのは、Aさんが受け持ちとなった年の秋であった。Aさんは「後から思えば思い当たる節はポツポツ出てました」と言いながら、この時点でその原因を発見することはできなかった、と語った。そしてまた、「こういう患者さんの場合はそういう早期に対処するっていうのがすごく難しい」ということを「思い知らされた」とも。

その後、二回にわたって食道造影写真を撮り「食道がん」と確定されるに至ったが、発見されたときはすでに、がんに対して積極的に対処できる状態ではなかったという。それから約二ヵ月間、Aさんは「末期がん」に侵された住田さんとその妻との関わりを通して、さまざまなことを経験し、悩み考えた。

痛み

植物状態患者に「痛み」があるか否かについては議論が分かれる。そもそも、他者の「痛み」を分かること自体が困難であるのに、言葉や表情、ふるまいなどをもぎとられてしまっている植物状態患者にいたっては、なおのこと難しい。住田さんの「がんによる痛み」についても、さまざまなやりとりがあった。

「えっ、だって痛みなんかあるの？」って聞くんですよね。「植物状態やろ」って。あー（驚き）、そういう認識なんや、世間一般はって思いました（強調）。いつも話してるわけですよ、うちの患者さんはこんなんでねって、こういうふうな反応してくれてねって。……こういうところでうちはこういう仕事してんのよっていうような話してたんだけれど、そういう話してても、植物状態患者ががんになったって言ったら、「えっ、がんになったって、痛みあるの？」。あー（感嘆）。世間はやっぱそういう目なんやなーって、目っていうか認識としてはその程度になってくるんやって。……それはけっこうショックやったし、でも確かに「じゃあ痛みなんかあるの？」って言われた時に、あるとは思うけれども「じゃあどのように痛いの」って言われた時に、その、スーさんに関しては、私は言えなかったんですよね。痛みがあるようにはあまり見えなかった。

さらに住田さんの痛みについて、次のような話を続けた。

分かんないけれども、でももしかしたら痛かったかもしれないけれども、じゃあモルヒネ使いましょって言えるようなちゃんとした根拠は見出せなかったんですよ。どこがどのようにどれくらい痛いかっていうことは、全然分からなくって。もしかしたら、痛いんじゃなくってだるいかもしれない、気持ち悪いのかもしれないとか、そういうレベルなんですよ。だからペインコントロールってすごい難しい。例えば、これはドクターがポツリと言ってたけど、「神経ブロックっていうペインコントロールがあるけど、神経ブロックするにはどこが痛いかがはっきりしないとできない、ここの患者の場合はそれができないんだよ」って言ってて、あっそうだよな。じゃあ本人の訴えに頼るしかないんですかって……。

住田さんの「痛み」をめぐって、植物状態患者が「世間」から「痛み」も分からない状態にある人と思われていることを知り、Aさんは愕然とした。さらにAさんは、だるさや気持ちの悪さといった、曖昧にしか表現できない何かを住田さんから感じとっているようであったが、治療に結びつくかたちで植物状態患者の苦痛をとらえること、そしてこれを取り除くことの困難を痛感していた。

感じる力

食道がんのためにマーゲンチューブが通らなくなった住田さんには、さまざまな処置が施されることになったため、Aさんは、これらの処置や身体の状態について住田さんに説明をしていかなければならなかった。

「がんの告知はしないで」って言ったのは奥さんの意向でした。……告知はしないっていう方向で、ドクターと家族と看護師と、そういう話は決まってた。具体的にじゃあ実際、臨床、現場のところで、その病状っていうか状況説明みたいな……、例えば胃瘻《いろう》(腹壁から胃壁に直接あけられた穴。ここにチューブを通して栄養剤を投与する)を開けるときなんか、なんでオペ室入らなあかんのってことになるわけですよ。それがそのときの説明として、食道にがんできてとか、そういうこと言えないから、「チューブが入りにくくなってるから、でも住田さん糖尿病があるから、あのー栄養はちゃんと入れないといけないし、お薬もあるし、一回ずつ鼻からチューブ入れるのすごい苦しいだろうし」っていうような云々って話して、でね、「お腹の中で簡単にこう胃にチョンって穴開けて、チューブ直接そこから入れるってこともできるから」って、そういうレベルでの説明をしたりとか、もちろんこの段階で彼が手術に同意するしないっていうのがないから、家族の同意になってるけども、本当はもしかして一方通行な説明の仕方っていうか、コミュニケーションのとり方だって言われたら、「ウッ」て下がるしかないけど、でもそういうふうな形での説明で彼の納得が得られるって線で、少しでも彼が納得できるだろうって状況を、自分の中にそういうふうに考えてた。もし彼が本当に何も分かってないと、そこまでの話も分からない人やったら、今から点滴するよとか、もっと簡単な言葉で、ちっちゃな言葉で本当に最低限のことだけ伝えるっていうふうにできたけど、私はそのレベルでは止めてなかったから、うん、ある程度の理解度を持ってたと感じる。それはでもなんでかって言うとやっぱり、二年近く関わってきて、あの人の、まあやっぱ目を見ながら話して、やっぱり目が分かってるような気がするんですよねー。

Aさんは、少しでも住田さんの納得が得られるように、また彼に合った説明ができるようにと気づかっていた。そして、自分がこのように考えて説明したのは、住田さんのことを

「けっこう分かっている人として捉えていたから」と、語りながら納得していた。

だけど本音のところでは、ある程度、何だろう、例えば自分ががんであるとか……どこのがんであるだとか、そういうところをきっと話したらいけないとセーブがかかる程度にこの人は話が分かる人だって捉えていたんだと、私途中からっていうか最後のところで、全く全部隠すっていう方法もあるけれど、彼は自分の中で、「なんでこんなに胸が熱いんやろとか、熱くて苦しいんやろ」とか、「胃に穴開けられなあかんのやろ」とか、「なぜこんなに熱が続いて痛いんやろ、足が痛いんやろ」ってきっと感じているに違いないと。そこも一切隠して「大丈夫だよ」って言うだけでは、彼に対して説得力を持たないから。症状として今どんなことが起こっているかってことは、彼に説明してあげる必要はあると感じてたんですよね。だけど、がんであるっていうところだけは防ぐっていうふうに看護計画の中で挙げたんですよ。ということは、そこまでの感覚、彼はそこまでは理解できる、そう感じる力は持ってるっていうふうに私の中で捉えてたってことなんやろなって思うから、コミュニケーションって言い方あるけど、彼の理解度がどの程度かってところにまずきちゃうけども……けっこうだから自分の中ではきっと、けっこう分かっているというふうに捉えてたんじゃないかなって。

遮断

Aさんが住田さんとの「コミュニケーション」に変化を感じたのは、住田さんが痙攣の重積発作を起こしてからであった。住田さんの食道は腫瘍によって閉鎖されてしまい、マーゲンチューブを入れることができなかった。そのため、腹壁から胃に直接穴をあけてチューブを挿入し、そこから栄養や水分、薬を投与する方法をとろうとしたのであるが、住田さんの体力がこの方法を受け入れず、結局、中心静脈栄養によって代用することになった。しかし、この代用までのわずかな期間に住田さんは大痙攣を起こしてしまった。

痙攣発作が起こる前までは、声かけに対するまばたきの動きで、コミュニケーションをとっていた。「もともと白内障があって見えているかどうかは別だけれども」、少なくともAさんにはそのように感じとれていた。Aさんの表現では「聞こえて分かる、見えてるかなっていうような、私が映っていて、分かってくれてるだろうなっていうのが、ぱっと見て分かっていた」という。しかし、約二日間の痙攣後に「ぱっと目を覗き込んだとき、私が映ってない」という印象をもった。そして、Aさんはこの大痙攣を契機に「住田さんの目つきが変わってしまった」「その目を覗き込んだら何も映ってないような気がした」と言う。しかし、他のスタッフの記録には「パッチンと瞬目がある」と書かれており、「瞬目があいまい」と記録をしていたのはAさんだけであった。このような他のスタッフとの見方の違いについて、Aさんは「痙攣を起こしたという情報が私の中にインプットされて私の目にフィルターがかかっていた可能性があった」とも考えたようだが、どちらが正しいかというよりも、自分の直観で「そう思っちゃったから仕方ない」と話す。

以上は、一回目のインタビューで語られた内容であるが、七回目のインタビューでも再度この内容に触れられた。それは、私が住田さんとの関わり方について尋ねたことを契機としていた。Aさんは「前にも話したかもしれませんが、遠のいてしまった」、また「今までのように多分、関わり方、関係っていうものが別のものに入っちゃったっていう印象がけっこうあって、私なんかけっこうショックだったんですよ」と言い、その時の様子を詳しく話してくれた。

具体的にどんな感覚って言われても、本当になんだろう、文学的なっていうか変な話になってくるけども、底なし沼じゃないけどなんか、なんかこう泉を覗き込んだときのような感覚、真っ暗でその先に何もないような気がしたんですよ。……本当にそう、普通に今までと同じように話しかけたけども、なんかね目が真っ暗だったんです、目の奥が。いや普通人間の目の奥は暗いんですけど。暗いんだけども、そういう暗さじゃなかった。……だから知らないそのポッカリ開いたものを恐る恐る覗くとなると、やっぱり見えてくるはずのものも見えないっていうのはあると思う。ぱっと見たときに真っ暗な中って目が慣れないから何も見えないけど、じーっと覗き込んでいるうちに見えてくるものっていうのあるじゃないですか、恐る恐るでも。だからその、本当にその最初の段階で恐る恐るっていうのがあったと。ただずーっと覗き込んでいて、本当なら早くに、もっと早くに見えてくると思われたものが、どうも何も反応が返ってこないような気がするっていうのを、なんだかたぶん私の中で漠然とそういう暗示があったのか、暗示にかかっていたのか、それとも本当に本能のレベルでそういうふうに捉えたのか。そこは私自身もよう説明つかないんだけれども。……近づくのが怖かったっていうのは。痙攣の最中に近づくのが怖かったっていうのは分かるんですよ。でも痙攣が終わって、薬も効いてきて、やっと表情的にもはた目からも落ち着いてきた状態で近づくのが怖いと感じたのはなんでやろっていうのは、私の中ではうまく説明できない。

さらに、Aさんが説明できないと言っていることについて尋ねてみると、

私自身の内面の変化っていうのがきっと影響、大きく影響しているはずだとは思うんです。現実問題として住田さんの意識状態がどうなってたかは別問題で、私自身の内面の変化っていうところ。だからさっきも言ったけども、痙攣を繰り返したっていうことが知識としてどういう結果を持つかっていうことが予測として入ってたとか、がんである

っていう予備情報が入っている、もしかしてこれでもう終わりになっちゃうんじゃないかっていう恐怖があってとか、もしかしたらとりあえずこれは第一段階で、戻るんじゃないかっていう予測、希望的予測があってとか、そういういろんなこの、例えば痙攣というこの一個の事象の間に、自分の中で、内面ですごく変わったところが、それまで楽観的に関われてたところが、目の前であんな重積のを見てしまうと、またそん中で怯えが入った。だから余計こう近づくところに近づききれなくなった。つまりなんだろう、自分の知らない状態が、別の見方をするなら、自分の知らない状態が出てきたがために、二年前のプライマリーにつく前の住田さんを見る目、私がそっちに戻ってしまったのかもしれない気もしますよね。似たような感じ、知らない人を見る——、だからここの患者さんに最初に接するときって、皆反応返ってこないような気がするし、皆同じ顔に見えるし、どう関わっていいか分からないって感じが、新人のときはしますよね。それと同じような状況、つまり、目の前にいる人は同じ人なんだけども、この山のところ（大痙攣を起こしたとき）でなんか全然違う人に、ていうか、いろんな私の知らない事象がいろいろ起こって、自分の知ってる限りの予測を立ててはいるけども、それがどう彼の中で形として出るかが分からない状態で、実際出てきた形を見たら私には予測のつかない状態で出てくるっていうの、出てくるんじゃないかっていう恐れがあるから、もうその時点で私の中でガードしてしまってたかもしれない。知らない人に変わっているんじゃないかって……。私今ね、そのときは全然そうも思わないし、いまいち説得力薄いなって自分でも思うんだけれども、でもそういう見方もあるかなっていう気が今した。

Aさんは、住田さんが「遠のいてしまった」経験としてこの「エピソード」を語ったのであるが、語りながら自分のほうが彼に「近づけなかった」のではないかと思い始めた。新米のAさんにとって、このとき住田さんに起こった劇的な変化はすべて初めて経験することであって、「そのときは処置や観察に追われて今までのように彼に近づいて話しかけてっていうようなことはできない、ただ見ているだけの状態が多かった」というように、関わりが遮断された経験であったようである。しかし、それはあったとしても、やはり大痙攣後にコミュニケーションがとりにくくなったのは事実で、これはプライマリーナースと患者という関係の中でしか分かりにくい感覚ではないかと話してくれた。

流浪の看護師

Tセンターが総力をかけて「臨時体制」をとった二ヵ月間は、住田さんの「死亡退院」によって幕が下ろされた。このときAさんは、「ああ、終わっちゃった」と思ったという。そして、「終わっちゃった」まさにその時には、住田さんがいなくなってしまったという実感は湧かず、「次の日とか仕事で職場に出てきたときに、ようやくいないんだって実感が出てきた」と語った。そして、住田さんを亡くした後の自分自身のことを次のように表現している。

半年経っても結局、プライマリーじゃなくなるわけですよ。特定の患者につかなくなる〈流浪の看護師〉になってしまうんですよね、その日から。そうすると、普通だったらこう受け持ちの、あの受け持ち表がありますよね、その時にプライマリーから先につけていって、その日いない看護師の誰かの分を当てはめていくってなるんですけど。私の場合は、もう毎日が日替わりですよ。誰につくか特定の人がいないから、〈流浪の看護師〉になっていく中で、なんだろう、その中でケアしててもふっと、そのもういない人のことを思うわけですよね。でもその人がいなくても、それ以外の患者のケアはふつうに滞りなく進んでいく。病棟の中で進んでいくってところで、すごい虚無感とかじゃないんだけど。やっぱり、ああやっぱりいないんだって思っちゃう。それがふーっとこうフラッシュバックするように思い返されるから、仕事の途中でパーッと……。なかなかそれはそれできついもんがありますよね。たぶん周りのスタッフだって、果たして触れていいものやら触れない方がいいものやらって戸惑いがあったけども。でもやっぱりプライマリーとしては、まるで最初からいなかったような感じで周りのスタッフに動かれるのもやっぱり辛いから。何かにつけてこう思い出してもらえた方が嬉しいなあっていうのはありましたね。

Aさんは住田さんの看取りまでのケアについて「一応やれるだけのことはやった」という実感はあるというが、それでもやはり住田さんの死は、非常に辛いことであった。Tセンターのスタッフは、そんな状態にあったAさんを見事に支えた。

すごく一つ嬉しかったことは、四月の最初に亡くなりはったんですよ。で、四月、五月頃にグループ(6)で患者さんひとりずつにこうトマトかなんか植えて育てればいいじゃんって話になったんですわ。そのときにひとりの看護師さんが「もちろん、住田さんの分も」とか言ってくれて、そのときすごい嬉しかったですね。そういうふうに思ってくれて。すごい感傷的な話ですよね。あまり職業人としてというより個人的感傷の方が……。さてそれが仕事に対しての姿勢として、正しいのかあまりよくないことなのか、私には判断つかなかったから、できるだけ、個人的な感傷は省かないといけないだろうなって思っていたから。触れないように気にしないようにっていうか、あまりこだわらないようにと思ってたけれども。でもやっぱり、そういうふうに言葉に出してくれる人がいて、誰からともなくその、住田さんがいたベッドの所は空きベッドになるから、そこに花を飾ってくれるようになってたんですわ。枯れたら誰かが交換してくれて、ちっちゃいそこらへんに咲いてるのを……。それはすごーく私の中では支えになってた。ここにこの人が、あの人がいてた証拠でもあるし、いてた跡でもあるっていうのは、けっこう仕事していくうちでは、ふっと思い出しフラッシュバックして辛かったところもあるけど、でも逆に心の支えになったり、みんな忘れてるわけじゃないんだっていうのが励みになったっていうのはありましたよね。

このことを話してくれたのは、住田さんではなく次に受け持った横井さんが亡くなって二ヵ月を過ぎた頃であった。病棟の様子を見回っていると、Aさんと同じグループのスタッフに呼び止められ、「横井さんが亡くなった後のAさんは何かおかしいように思うんです。患者さんが亡くなったことを受け入れられていないのか、辛そうで精神的にまいってしまわないか心配しています。インタビューに参加しているようですが、話を聞いてあげて下さい。私たちではあまり力になれない」と話しかけてきた。この言葉を聞いた時、Aさんと同じようにひとりの受け持ち患者を思い、ともに「臨時体制」を乗り切った仲間の気づかいに触れたような気がした。

語り② 横井さんとの関わり

Aさんは、住田さんを亡くした約半年後、横井さんという患者を受け持つことになった。

そしてその半年後、また横井さんと劇的な別れを経験した。そのためか、Aさんは「二人続けてインパクトが大きい」「インパクトは何だろう天秤にかけられないぐらい私の中では大きな意味合いをもっているんです」と語り、横井さんについて教えて欲しいと言うと「芋蔓《いもづる》式に出てきますよ」と応えた。次に、このような横井さんとの関わり合いの経験を見ていくことにする。

横井さんは二〇代の男性であった。一〇代後半に、バイクに乗っていて自動車に衝突して受傷した。受傷約二年後、名前を呼ぶと開眼したり、追視が見られるようになった。不確実であったが指示によって右手を握るようにもなった。

受傷四年後、Tセンターに入院した。入院時の情報には、自力移動は全くできず、発語もなく、意思疎通ができない。寝たきりの状態で、痰が多く、ときどき発熱をみる。おむつを使用している、とあった。診断は頭部外傷による植物状態とされており、気管切開をして、食事は経胃瘻的に行なわれていた。指示により右下肢、右手の運動はかなり確実にできたが、これを使ってのイエス、ノーの応答は確立されていなかった。

馴染むこと

Tセンターは開設以来、一年間に一、二名の入退院しか経験してこなかった。そのため、新たに入院してくる患者を受け入れることは一大イベントであった。その上、患者とは言語的コミュニケーションがとれないので、患者とスタッフが〈互いに馴染む〉には時間がかかった。Aさんも横井さんを受け入れるのに、次のような戸惑いを感じていたという。

年下の子とつき合って、こうおつき合いするってところは、「どういう感覚だ。オイ!」っていうようによく分からなかった。だからその時に感じたのは、あ、私はスーさんに甘えてたんだな。前の患者さん、五〇代のおじ様のスーさんに甘えてたところあったんだなって凄く感じた。社会的にやっぱりある程度人間、人格形成もできていて……ある程度、私らの言ってること「しゃあないなあ」的に受け入れてくれてたとこあったんだろうなあっていうのは感じる。……横井さんの場合には、一〇代で彼が事故ってたからまず個人っていう感覚がちょうど形成される頃に事故っちゃってるから、そんな人とどのようにおつき合いすればいいんだろうか、最初はすごーく戸惑って、関わり方もよく分かんなかった。

入院して二ヵ月くらい経ち、横井さんの名前をスムースに呼べるようになったことを契機に、Aさん自身が横井さんに慣れ始めたという。一方、横井さんについては、横井さんは、すごい感情表現とか理解しやすい、コミュニケーションもとりやすい患者さん。その患者さんでも、もしかして、ようやくここのセンターの生活に慣れたんじゃないかなって思えたの三ヵ月経ってからなんですわ。ということはやっぱり、三ヵ月以上経たないと、〈お互いに馴染めない〉、慣れないってところもあるから……。三ヵ月ぐらい経ってからようやく、笑顔らしい笑顔がすごくたくさん出るようになった。もともと笑う人でしたけど、それは怒ってんか、笑ってんかどっちやねんというような顔だったりとか。やっぱ、笑顔の出方がすごくストレートになってきたのは三ヵ月過ぎたぐらいからだったから。〈慣れた〉といえるには、やっぱそのくらいかかるのかなあ。……ついついこちらのペースで「もう慣れた？」ってうちら言っちゃうけど……それを言うのは酷なんかなあとかっていうの、前回私は思いましたけど。

Ａさんが〈お互いに馴染むこと〉に注目しているのは、最初に受け持った住田さんのように、センターで長い期間過ごしており、看護師にも慣れている人とは違い、横井さんの場合は「いきなりプライマリーとして一から関わりを、人間関係をつくっていかなきゃいけない患者だった」ためであるという。そして、「ほんとに慣れたんやなあっていうところは、やっぱりうちらが細かく目を見て、その表情の変化とか、態度とかっていうところから理解していかなあかん」と。

後悔

横井さんに大きな変化が生じたのは、横井さんとAさんとが〈互いに馴染み〉始めた頃であった。横井さんは肺炎の発症を契機に、水頭症と髄膜炎になった。そのため人工呼吸器をつけたり、脳室ドレナージ（脳内の圧を下げるために入れるチューブ）を三本挿入するという手術や処置が、短期間のうちに施された。このような状況への対応を迫られた自分をふり返ってAさんは、次のような後悔の念が残っていると語る。

外科的な処置に私自身がついていくのが精一杯で、最終的に横井さんにとってどうだったんだろうとか、彼にどれだけのことを私はしてたんだろうかと思ったときに、彼に対してというよりも、外科的処置に対しての方が大きかったような気がして……。ベンチレーター（人工呼吸器）で自発呼吸もあったから、そのままうまく乗り切れればって言ってる矢先に、なぜかこうストンといっちゃったっていう意味ではほんとにあっけなかった。だからほんとにほんとに私は全力尽くしてたっていえるか、ほんとにこれ以上やることとなかったかという後悔は、住田さんのとき以上に残ってる……。

このようなことを語りながらAさんは、「反省というにはちょっと反省ですむ問題じゃないんだけど、心残りとして言いたいんです」と訴えた。そのためか、横井さんとの関係についても次のように消極的に受けとめていた。

横井さんとは半年のつき合いでしかなかったけど、最後の最後まで彼はホントに私をプライマリーとして見てくれていただろうか、信頼を寄せてくれただろうかっていうところはすごーく気になりますね。だから、そういう意味ではそういう関係を築けないままに終わっちゃったかなという気もします。……インスピレーションとかそのレベルでの感覚でしかないけれども、彼に信頼してもらってるっていう手応えは、結局私はまだつかめてないままに終わっちゃった。

横井さんが亡くなって一ヵ月も経たないうちに、Aさんは村口さんという入院患者のプライマリーナースとなり、横井さんのことばかり言ってはいられない状態になったという。しかし、それでもなお次のような気持ちを持ち続けていた。

なんらかの形で横井さんの存在が、私たちのグループに影響を与えたんじゃないかっていうとこは、少しは私の中ではプライマリーとしてよりどころというか……あるかな。見知っていて横井さんを可愛がってくれた看護師さんなんかは、「ヨコちゃん（横井さん）が今でもやっぱり一番可愛い」とか言って（笑い）、「ムラちゃん（村口さん）も可愛いけど、ヨコちゃんもやっぱり可愛い」って言ってくれたりすると、やっぱりホッとする。

横井さんの死亡退院と村口さんの入院という出来事が一ヵ月の間に起こり、Aさんは「自分の中でちょっと前の患者さんとの切り換えってところは、ちょっと整理がつきにくくなっている」「なんかやっぱりひきずっちゃう。前の患者さんの顔が浮かんじゃうっていうのは」と語る。とりわけ横井さんの母親が叫んだ最後の言葉が、Aさんにとって衝撃的な経験となり未だに耳に残っているという。

横井さんのお母さんは最後にすごーくとり乱されて、その声は今でもやっぱりフラッシュバック、最近ちょっと減ってきたけど、やっぱり一時けっこうフラッシュバック強くって、一時自分でもとり乱してしまった（笑い）。……横井さん自身よりも彼のお母さんのダメージのほうを考えた時に辛くなる……。非常に申しわけないなあとか思ったんだけども、お母さんの精神的サポートっていうとこまで手が回ってなかった。

そして、このような状況にあってもAさんは、自分の目の前にいる村口さんのことも注視しなければならないと思う、と語る。

存在の記憶

Aさんは、横井さんが亡くなってちょうど二ヵ月が経った頃のインタビューにおいて、横井さんとの経験を語りながら「思い出せるうちは思い出しておきたい」という言葉を発した。約一〇ヵ月後のインタビューの際に、「そのときの気持ちを何か覚えてないですか」と尋ねてみると、Aさんは「なんだろう、あの多分そういうふうな台詞を私は言うだろうなっというのは目に見えていて」と言い、そして「今はたぶん、その『思い出せるうちは思い出しておきたい』の『思い出せるうち』からもう外れてきてるんですよ」と一言添えると、次のように語り出した。

記憶ってだんだん薄れていくじゃないですか。で、薄れていくことをなんだろう、寂しいと思わなくなってきてますね。自分の中でたぶん、それは消化されて、きちんと消化されてあのう、受け入れられてきてるってことなんじゃないかと私は思うのだけれど。……その頃の気持ち、それを言った気持ちがどうかっていうのは、う〜んとなんて言うんだろう。上手く、上手くこう再現しにくいんだけれども。……自分の中でこうなんだろう、イメージとしてすごく静かにこう、自分のこう気持ちの中でその人の存在があったっていう記憶とかがこう、静かぁに沈んでいくというか、底の方でこう積もっていく、うん、そんなイメージがあるんですわ。よく、なんだろう、海の中、海の底って、本当の深海の方って海の中で雪が降ってるみたいな……すごく静かに音もなく降り積もっていくっていうのがあって、それに近いイメージが自分の中にはあるんですわ、人の死を受け入れるっていうことって。で、最終的に完全に沈む心の中の底のところで、静かに積もっていって初めて受け入れられるのかなぁって。……自分の中で不安定にこう揺れながら落ちていく、だけど最後の所でこう音もなくフッとこう、納まる所に納まるっていうことが人の死を受け入れる、受容することなのかなってイメージが自分の中にあって、そうなってくると自分の中で、彼の存在、その人の存在っていうのは、過去のものと言ってしまったらあれだけれども、感傷的なレベルで捉えられるものではなくて、自分の中の体験とか経験、そういう形で多分納まるんじゃないかと。でも、その不安定に落ちてきてる間っていうのは、けっこう思い出すにしても感傷的なイメージが大きい。……住田さんが亡くなった後も私、スーさんの〈手の感触〉とかずうーっと残ってたんですよ。せやからずうーっとずうーっと残ってて、でもその〈手の感触〉が思い出されるうちは、まだ私の中でスーさんはあのう、亡くなった人ではあるんだけれども、自分の中で、たぶん日常生活でなんらかの影響を与えてきそうな。

ここでは、「思い出せるうちは思い出しておきたい」と言ったその時の気持ちというよりも、その気持ちの背景、つまり死を受けとめることのイメージを語ってくれている。そしてAさんは、さらに次のように語り続けた。

その〈手の感触〉が残ってることが、私にとってはホッとすることでもあったんですね。……忘れないで留めておれるってことにホッとしてるのかな。でも日にちが経つにつれて、だんだん住田さんの手の感触ってすごーく薄くなってきて、で、薄くなっていくことに罪悪感を感じなくなってくるんですよね、自分の中で消化されていくからなのか。で、住田さんの場合はそれがすごく自然な、比較的自然な経路でいってて、だけど横井さんの場合、その〈手の感触〉さえも私は憶えてない感じがあって、特にあの最期の時、横井さんの場合はバタバタバタバタバタバタってケアに追われて、横井さん自身に関わった記憶っていうのがあまりにも薄いっていうのがあったから。彼の感触、彼が自分と一緒に居たっていう感触をどこまで残せるかすごく不安だったんじゃないかな。うん、で、そんなこと言ってる間にムラちゃん来たりなんかしちゃってるから、ますます不安だったんじゃないかな。で、感触は残ってなくても記憶の中で思い出せる、たぶんそこだと思い出せるうち、たぶん思い出しておれる間っていうか記憶として鮮明に蘇ってる間ってのはまだ忘れてないっていう、たぶんホッとした感覚っていうのは、横井さんの場合は記憶の状態で、住田さんの場合は〈手の感触〉でだけど、残ってるわけだから、それでホッと自分が安らげるっていうのがあったんじゃないかなって。……そういう〈手の感触〉とかそういう優しい感触、感覚が残ってるんだったらいいけど、私は横井さんに関しては一番最後の、お母さんが「嘘だぁ〜」って叫んだあの声がすっごい耳に残ってて、それだけがフラッシュバックしてるから嫌な思い出なんですよ。なんだか辛いんですわ、それは。それが辛いからそうじゃない思い出が思い出せるのならっていうのはあったんですね。

支えとなる経験

Aさんにとって横井さんとの別れは辛いものとなっていたが、インタビューの終盤に次のような気持ちを話してくれた。

横井さんを迎えたときに、横井さん以外のプライマリーになることは考えられない。その前後して来た野上さんのプライマリーになってたらだとか、もしもって言葉は絶対出なくて、私はこの人のプライマリーになるために、今ここにおるんや、辞めずにここにおるんやって……。

「横井さん以外のプライマリーになることは考えられない」という気持ちは、住田さんを受け持った時に感じなかったのではなく、横井さんを受け持ってより強く感じたのであろう。そして、横井さんをはじめ、Tセンターの患者たちにこんな言葉を伝えたいがためにセンターを辞められない、とAさんは語る。

なんだろう、事故ったことによって彼らの事故に対する感情の変化ってどんなものか計り知れなくて、もしかしたら事故って辛い辛いと思ってるかもしれないじゃないですか。死にたいと思ってたかもしれない、もう早く終わりたいと思ってたかもしれない、けどなんだろう、そうじゃなくって、あなたたちを求めてる人は周りにこんなにいるんだよっていうことを、もっともっと訴えてあげたい。今いる患者さんたちにもそれは訴えれたら少しは、少しはっていうか今以上に生きる希望とか、生きたいって思いが生まれてくるんじゃないかなって私は思うんですよね。彼らの心の内っていうのは全然分からないから想像するのは怖いですけどね。たぶんすごい闇の中にあるんじゃないかって思ったとき、すごくすごくそれは怖いし、こちらが、それを覗くのはとても怖いことで、目そらしたくなるんだけども、でもその中で、あなたたちのおかげで、私たちはここに居ることができるし、私たちはそれを感謝してるんだっていうのを分かってもらえればいいなあとかって、それを訴えたいがために、なんかここを辞める気はないんだろうなあとかって……。なんでTセンターに来ちゃったんだろうってことはこれだっていうふうに、私自信もって言えちゃうから。

七回目のインタビューにおいてAさんは、住田さん、横井さんという二人の患者を亡くした経験を通して、「この経験をするために私はここに来たんだ」という思いを語ってくれた。患者との死別は辛い経験であったが、この経験を通して、受け持ち患者をかけがえのない人として感じ、また、仲間に支えられている自分を知ることができた、と。

関係をどこまで築けてたかっていうと、やっぱりこちらサイドの目だけですよね。患者さん自らの言葉があって、それをもとにして関係を築けたっていう根拠があるわけじゃないから、結構その時点で、すでにかなり独りよがりってとこあるのかなあって思うけれども。うーん、でも、私にとってはとても二人ともすごくいい経験っていうか、その亡くなったっていう事象だけでなくって、それに至るまでの経過そのものがすごく勉強になったし、それが支えになってるとこもある。彼らのおかげでこういうことをさせてもらえたってことが、一つのよりどころになっているから、やっぱり癒されてるのは私の方なんだなってつくづくそれは思いますよね。だから感謝しないといけないって、それはホントに思うし。なんだろう、本当にこういうことを言っていいもんやらどうやらの世界になってくるけれども、よく言えるよなと思うけども、本当にこの人に出会えてよかった、って思える人たちにここに来て会えてるような気がする。私はそんな気がします。

このようにAさんは、住田さんや横井さんと出会って、彼らと関わり、別れたことが、自分にとっての「支え」となるような経験として非常に大きな意味を持っていると考えるに至った。そのためだろうか、「私たちが患者さんたちを必要としている、患者さんたちに癒されている」のだと語る。しかし他方で、Aさんは患者の死に遭遇した際に、「職業意識」が感傷に浸ったり泣きわめくことをじゃましており、出せないようにしているともいう。そして「きついです。なまじ人の生死に関わるっていうのはそこにくるのか」と添えた。

語り③　村口さんとの関わり

Aさんは、横井さんを亡くして間もなく、村口さんという新しく入院してきた患者のプライマリーナースになった。

村口さんが入院してきた翌日、病棟に出向くと、いつもとは少し緊張感の違ったAさんを見かけた。早速彼女に近づいてみると、村口さんの身の回りを整えているところであった。

Aさんは私の存在に気づくと一瞬視線をこちらに向け、またすぐに村口さんの顔の高さまで目線をもっていき、「昨日入院した村口さんといいます」と紹介してくれた。私が「村口さんこんにちは」と言いながら彼女を見つめると、急に顔をくしゃくしゃにして泣き出してしまった。彼女は泣き顔のまま辺りをキョロキョロと見回し、もう一度こちらを見て大きく顔を崩した。私が村口さんのこの反応に戸惑っていると、Aさんは「慣れない人を見ると急に泣き出すんですよ。みんな泣かれちゃって」と教えてくれた。まだ入院して二日目で、Aさんも村口さんとどのように関わっていこうかと、あれこれ考えているようであった。声かけのぎこちなさが新鮮だった。

村口さんは二〇代の女性患者で、Tセンターに入院する三年前に、友人と遊びに行く途中で自動車事故にあった。入院先の病院では、両側減圧開頭血腫除去術が施行された。手術時の診断は、急性硬膜外・硬膜下血腫、頭蓋底骨折などであった。半年を過ぎた頃から、追視や笑顔が見られるようになり、兄や友人の面会時には、笑ったり嬉しそうな顔をすることがあった。

神経学的には、大脳の左半球が大きく障害を受けており、言語機能の回復は期待できない。また、左の頭蓋骨が欠損しているため、外見的にも左の側頭葉が大きく陥没している。脳室の拡大は軽度であり、右大脳の機能はおおよそ保たれている。担当の医師は、「ある程度の認識はできていると思う。表情も豊かであり、感情失禁や随意運動としての笑顔も見られる。前頭葉がやられているため、精神的な抑えがきかないようだが、社会性や感情は残っていると思う。ただし、左の言語中枢の方が形態的に全く喪失しているため、言語機能を完全に無くした状態にあると考える」という。

Aさんは、村口さんが入院してくる前からすでに、彼女のプライマリーナースとして、前の病院からの情報を整理したり、受け持つための気持ちの準備を行なっていた。

入院前にきた彼女の情報っていうのを見てると、なんかすごくあいまいとした情報で、ただ一つ、すごく脳の欠損が大きいんじゃないかっていうイメージがあったんですわ。しかもなんか、経口食やってるっていうとこでもレベルはいいだろう、今度から来る入院患者はレベルがいいから、きっと、口からものを食べるのは早いだろうし、もっといろいろ動いたりするのかなあ。でも与えられた情報を見てると、なんか硬直が強そうやなあとか、脳欠損が大きかったりとかしてるし、上側の頭蓋骨がないって書いてあるってことは……。しかも両方とも、骨形成術は失敗してるって書いてあって。

しかし実際に村口さんを見ると、イメージしていた人とは印象が違い、「ちまっとして可愛いし、表情も豊か」であった。また、Aさんは「女の子とおつき合いしたことないので、妹もいなかったし、だから接し方がよく分からないというのが正直なところ」と言い、まず名前をどう呼ぶかを考えて戸惑っていた。

名前呼ぶのさえもどのように呼んでいいのか、いや、本来なら村口さんて呼ばなきゃいけないんだけど、やっているうちに、村口さんていうか、その、苗字で呼ぶというよりも愛称というのが出てきちゃうじゃないですか。で、前の患者さんの時は、例えば、スーさんとか、ヨコちゃんとかって言ってたんですけど、さて村口さんは……、うーん、二〇代の女の子っていう、まず印象っていうか、そのう、感覚がつかめなくって、うーん、どうお近づきになっていいのかなあっていうのは、すごく最初は戸惑いがありましたね。

このように、Aさんにとって名前の呼び方は、患者とのつき合い方にも影響する大切なことであった。

通じてない

入院してきた村口さんは表情も豊かであるし、嚥下機能はTセンターで一番上手ではないかと思うくらい保たれていた。しかし村口さんには、これまでに受け持った患者と明らかに違うと感じられるところがあった。

その脳欠損も影響してるんだけど、コミュニケーションが皆目とれない……みたいっていう。つまりこっちの言ってることを相手が分かってるかなっていう印象っていうか、手応えが全然ないんですわ、彼女の場合。

そしてAさんは、このような村口さんと接することによって、これまでセンターの患者とどのような方法でやりとりを行なってきたかに、改めて気づいたという。

うちらがいかに相手に声かけて、相手の反応を頼りにしてるかっていうのがもう、もろ分かりやって感じもするんですけど。例えばうちのセンターでは、声かけして、「分かったら、目パチッとしてください」とか、「口動かしてください」とかっていう形でコミュニケーションとってるじゃないですか。相手は問いかけに対して答えるっていうような関わりが多かったし、それを頼りに私ら誘っていくんだけど、彼女の場合一つ、まずその命令に応じることができない。目パッチンしてくださいって言って、パチパチってやってくれるわけじゃ、ん〜、ないですよね。動かしてくださいって言って動かせるわけじゃない。その目覗いても、その彼女の顔覗いても……こちらの問いかけを理解してるかなっていう感じでは……もしかして通じてないようなっていう印象のほうが強かったですね。

さらに、この「通じてない」という印象について、次のようにも考えているという。

村口さん、いくら新患の、全然おつき合いの浅い人ではあるけれども、そういう先入観っていうか、うちらの思い込みをできるだけ排除したとしても、うちらのインスピレーションのレベルで、なんかやっぱり通じてない、コミュニケーションが全然とりにくいんやなあっていうのがあって。それは自分が関わってきた二人の患者と全然違う部分ですわ。今までの患者さん、例えばその一番目の患者の住田さんにしても、コミュニケーション手段が確立されてなかったって思っても、やっぱりこちらの言ってることは理解してるのかなというような目の表情っていうのを感じて、なんとなく。だから瞬目の〈タイミングが合っている〉ような、声かけしたらちゃんと把握してて、手を握ってくれてるところみると、たぶん理解してんのかな。その目を覗いたときに、目見ながら話をしたときに理解してくれてるっていう、私の方には全面的な信頼があるんですわ。それは科学的な根拠とか、客観的な根拠はないですけど。……彼が一〇年間（以上）ここに居たっていう、そちらに対する信頼も一つあったんかもしれない。私側の……。

Aさんはコミュニケーションが確立できていない患者とでも、こちらの言っていることが伝わっている、聞いてくれているという実感をもって関わってきたという。しかし、村口さんにはそれがない。Aさんはこのことに戸惑いを感じるとともに、「コミュニケーションがとれるという感覚が、患者さんとの関わりの中ですごく大きかった」と感じ、またこのような「彼らの力っていうのはすごいことだったんだ」と改めて実感したという。たとえその力を客観的に言い表すことができなくとも。さらに、Tセンターでは言葉によるコミュニケーションが難しいとされてきたが、村口さんとの関わりを通して初めて、住田さんや横井さんとは「言語によるコミュニケーションがしっかりあったし、私自身がそれに頼って、拠り所として」コミュニケーションの確立をめざしてきたんだということがよく分かったという。

こうしたことを話してくれたのは、村口さんが入院して三週間目で、まだまだ村口さんを捉えられずに戸惑っていた頃であった。この時点でAさんは「コミュニケーションっていうレベルでの、理解っていう意味でのレベルアップは無理なのか、分からないけど、何か難しいなっていう印象が……」と言っていた。

一方で、村口さんにはすごい力があることに気づき、Aさんは驚いている。例えば、彼女は確かにおもしろいものを見たら笑う、楽しんでいるだろうということが分かる、と言う。また、食事の摂取については、嚥下することができるだけではなく、咀嚼もちゃんとできる。スプーンにものを乗せてやると、自分で口に持っていきこれを食べ、スプーンを出すという一連の動作が、アッという間にできるようになったという。入院当初は、自分でスプーンを口へ持っていくことすらできなかったのだが。Aさんは、村口さんの日常のちょっとした行為を非常に注意深く観察し、時には確かめもし、経験的にではあるが彼女に着実な変化を認めていた。

このように村口さんは、期待できない側面と非常に期待できる側面とを合わせ持った状態にある人として、Aさんには映っていた。この状態がAさんに次の言葉を語らせている。

ただ、唯一彼女の本心がよく分からない、今のところ。一ヵ月、二ヵ月経っていくうちにもしかしたら、また、私も彼女の感情のパターンが分かってくるのかもしれないけど。今のところ、そこが全然なんか、けっこう閉ざされたところあるなあっていう。今までの患者さんとは逆転したものを持ってる、全く逆のパターンを持ってるっていう印象がありますよね。

しかしAさんは、村口さんに一つのパターン、つまり「彼女はどうも初めての場にいくと緊張しちゃうらしくって、〈慣れない〉ところではけっこう緊張して表情が固まっちゃう」というパターンをつかみ始めていた。横井さんもそうであったように、植物状態患者は新しい環境に〈慣れる〉には二、三ヵ月くらいの時間を要するようである。だから、入院して間もない村口さんには「分かんないことがきっといっぱいあって当たり前」なのである。そして、今後の変化に期待しようと思っている。

今の段階ではそれほどあせってなくて、まだまだいろんなこと見て、あのう、こちらで、こうかな、こうかなと思いながら情報収集してる期間やと私は思ってるから、んー、もう三ヵ月ぐらい経過したら彼女のリアクションはもっと変わるかもしれない。

癒し

村口さんは非常に表情が豊かで、看護師のいろいろな働きかけに対して笑顔を見せる。ただし、Aさんから見ると彼女の笑顔は、本当に楽しい、嬉しいという笑顔であるかは分からないという。しかし、そう言いながらもAさんは、「笑顔が多いことは悪いことじゃないと思ってるから、できるだけ笑顔を多く、日中笑って過ごせることの多いほうがいい」と言い、患者を笑わせることに努めている。また「Tセンターの患者さんたちは、ただでさえ表情を出しづらい、それが少しでも笑えるってことは感情を出していることになるから、そこに繋げたい」と考えているという。他方で、患者が笑顔でいることは、自分たち医療従事者側がなごみたい、癒されたいと思っているのかもしれないとも考えている。

医療現場での癒しっていうのはむしろ、患者だけが癒されてるんじゃなくて、その周りにいる者も癒されて、患者によって癒されてるんじゃないかっていうふうに私は思うけども。それに通じるものは、結局こちら側にある。裏を返せばすごい看護師サイドの独りよがりな感情の走りになってしまうかもしれないですけど。笑わすという行為一つとっても。笑わすことで誰が喜ぶねんっていったら、いちばん喜んでるのは自分たちかもしれないってのはあるけど。患者さんはしゃあなく笑ってる可能性はある。佐倉さんはなんかそれっぽい。……それでも、あー佐倉さん笑ったあ、とかって思わず嬉しくなる。で、うちらが騒ぐと、佐倉さんはますます、にへらにへらすることがあるから、乗ってくれている。お互いに、お互いに一つの同じ場を共有するって実感があるからかもしれませんよね。ただでさえ、こちらサイドの独りよがりになりかねないっていう危機感を、ここのセンターで関わる看護師は持ってると思うんですよ。独りよがりにならないように、看護師の思い込みだけで突っ走らないようにとか、っていう思いは持っているると思う。それを、笑わせる、笑ってもらうっていうので、場を共有した、することができた、空間を共有することができたっていうその手応えが欲しいから、そういうことやるのかな。……患者はそんな、いらんと思ってるかもしれませんけどね。でも、そういう場が欲しいからやるのかもしれないですよね。

Aさんには、入院して間もない村口さんにどの程度の理解力があるのかが全く分からない。医師より「言語理解ができてない」「たぶん難しい」と聞き、自分でもたぶんそうだろうと思いつつ、それでも村口さんの可能性を感じとろうとしていた。

何かの響きがそう思わすのか「分かってるよな、この人、内容を」と思う……感じることありますね。

また、初対面の人を見ると泣き顔になってしまう村口さんが、若い男性の看護師を見たとき笑顔を見せたという。これを見てAさんは次のように考えている。

当たり前じゃん、女の子やしなあ、若い女の子やしなと思ったら納得する。ただそういう意味でちゃんと人物の認識ができてるのかなっていう気もするし。やっぱりちゃんと理解は、もしかしたらしているよなあ、してんじゃないかと思うところをところどころで感じる。……これはこれからみていかないかんことやろうし、そっから何が引き出せるかをちょっと考えないかんなあと思ってるけど、……うーん、だからやっぱり彼女の中にも可能性はいっぱいある。

二回目のインタビューでは、概ね以上のことをAさんは語った。村口さんがTセンターに入院して三週間を経た頃であった。

見えの変化

五回目のインタビュー、つまり村口さんがTセンターに入院して約三ヵ月半が過ぎた頃、Aさんは村口さん固有の関係の持ち方に気づき始めたと教えてくれた。入院当初は「コミュニケーションが皆目とれない」と思われていた村口さんであったが、次第に、こちらが発する言葉も分かっているのではないかと思えるようなふるまいをするようになった。

例えば、動きの少ない河田さんと比較すると、村口さんのほうが「こう目をそらすとか、声かけに目をそらす動きだったりとか首ごと動かすことができる」、つまり動きが大きいので「よく聞こえてて分かってるんじゃないかと思える」。しかしながら、村口さんよりも動きの大きい上木さんと比較しても、「村口さんとのほうがコミュニケーションとれているっていうか双方で話していて楽しい」と思ってしまう。

上木さんだってへたすると頷いてくれますよね。……かと思うと、なんかキンキンってて、なんでかいきなり怒り出しますよね。私はそのとき「なんで」の声のほうが大きいんですよ。「なんでここで怒るの」っていう。村口さんの場合にも、いきなりニィーって泣くけど、上木さんのあのキリキリに比べたら度はちっちゃいですね。「あっなんか悪いこと言ったかな」「ごめんな」って。でも上木さんのときにごめんなは出ないですもん。

このように動きの大きさだけでは言い表せないような次元において、村口さんを「分かっている」人として捉えられるようになったという。特に、村口さんと一緒にいるときの〈雰囲気〉から、村口さんは「分かっている」のではないかと感じてしまう。また、自分と村口さんとを隔てている壁はあまり厚くない、他の何人かの患者との壁よりも薄いのではないかと思っているという。他方で、「上木さんのプライマリーさんは、上木さんのほうが壁が薄いって思っているかもしれない」と。

Aさんは、このように村口さんが分かっている人として見えるようになったことを、これまでに受け持った患者たちと比較しながら次のように解釈している。

住田さんや横井さんたちの理解度が一〇〇パーセントだとすると、ムラちゃんの理解度は五〇パーセント以下ぐらいの印象があります。だけど、ムラちゃん自体を見るならば、入院の頃と今と比べるならば、すごく通じてきている気がする、理解できているような思いが強くなってるんです。で、それがなんでやろうって思ったら、私たちが〈慣れてきた〉のかなっていうのが一つ。ムラちゃんは前から分かってたんだろうけど、前から分かってて同じリアクションしてるだけなのかもしれへんけど、私たちがそれに〈慣れてきて〉、彼女はこういうところも分かるんだ、こういうのも見えているんだっていうのを、私たちが分かってきたのかなって思うところがあるんですよね。例えば住田さんとかってやっぱ一〇年選手ですからこのセンターで、それなりに培われてきたみんなの目っていうところで、……それがそのまま後から入ってきた私にもストレートに伝わって入ってきた、先輩たちの意見とかが。でもムラちゃんはここではみんながまっさらじゃないですか。緊張しながらスタッフ全員がゼロの状態からムラちゃんを見てるから、最初の頃は分かってるようには思えへんけどっていうのが、最近やっぱ分かってるようなこと多いよねっていうふうに。これは今のスタッフみんなやっぱりよく言ってくれるけど。そういったぶん、ムラちゃんが分かってきたんじゃなくって、私たちが彼女を分かってきたのかなって思うけど。彼女の理解度そのものにどの程度変化があるかっていうのは調べてないし、よく分からないけども、私たちの拾える部分が広くなってきたのかなってつくづく感じる。

また一方で、村口さんが、Aさんたち看護師が笑わそうとしているその〈雰囲気〉をつかむことができる人なのではないか、とも思っている。そのことは、例えば看護師が何か失敗をしたときなどに見せる「笑い」のタイミングや表情の出し方のタイミングが、その状況にピッタリであるということからも窺える。このタイミングで反応できるというのは、少なくとも〈雰囲気〉をつかむ能力があるということであり、この能力は村口さんのコミュニケーション能力を伸ばしていくのに重要な力になると期待している。

お菓子とか甘い物系分かってるんだろうか、やっぱり笑顔が全然違う。例えばお昼よーって持って来るご飯と、おやつよーって持って来るケーキとたぶん全然笑顔が違うと思いますわ。そこでもしかして私たちが、わぁケーキだ、ムラちゃんに食べさせよう、と思って近づくから、彼女は笑うのかもしれない。……私たちのその〈雰囲気〉ですよね、ムラちゃんにケーキ見せてみたろぉーっていう、私たちのワクワク心を彼女が察知して、それはそれで私、超能力に近いと思うんですけど（笑い）。でもやっぱりケーキの箱を見てニヤー、この間も本当にびっくりした。……おまんじゅうを前、I先生が「ムラちゃん、おまんじゅうをお土産に持ってきた」って言ったら、ニヤーと笑って、

で持たせたらパクッパクッふた口、ええっ、村口さんなんですかその左手の動きはっていう、かぶりついたんですよ。カルシウムせんべい（Tセンターのおやつ）、あれは平らなせいもあるのか、いつもかじってはなんかどうやって食べよう、手に残っちゃったな、ああーあれーっていうのはあって、トロトロトロトロ食ってんのに、そのおまんじゅうはもらった途端にパクッパクッてすっごいびっくりしちゃった。あんたそんな頼むからご飯もろてない子供みたいな食べ方やめてー、と思うくらい、パパーと食べて。ハ？すごい、あの時はまだあんなに彼女がかぶりつくっていう……だからそれすごい自発性ですね。自分からかぶりつくんだからびっくりしましたけど。食べたいって欲求があったんねぇ、すごいのねぇ。

入院当初は、村口さんとのコミュニケーションの手応えがないことに戸惑った。しかし村口さんが入院した四、五ヵ月後のインタビューでは、「分かっている人」として見えるようになった。そして、〈雰囲気〉をつかむ力や自発的な動きなども次第に見られるようになってきた。このような村口さんの変化について、Aさんは次のように考え始めたという。

思い込みを排除したりして、しようと意識しながら、してはいるけれども、そこをさっ引いてもやっぱり、うーん、分かってきてるというんじゃないですよね。私たちが、彼女を見えるようになってきたのかなあって。……ちょっとずつ、ちょっとずつ、見えてきた。彼女が私たちの関わりの中で、できてきてるんじゃなくて、彼女は変わってなくて、私たちが彼女に近づいてきて、よりはっきり形が見えてきてる。そう思ったほうが、なんかこう、なんだろう、まあ、あつかましくないじゃないけど。うん、ていう気がするんですね。……村口さんに限らずだけれども。ただ、そういうふうに私たちが近づいてきてるんだ、近づけるように、私たちのほうから近づけるようになってるっていうふうに思えるようになったのは、村口さんからかなあって。それまでは、私が患者さんの何かを見つけようとか、患者さんから何かを引き出そうとか、患者さんから何かを引き出そう私たちの力で、みたいな意識があった……。彼女と関わってる中で思うのは、私たちが彼女を変化させてる、良くさせてるんじゃなくって、私たちのほうから、彼女が今出してるものを拾い上げられるように、私たちが養われているというか、そうだなっていうのを、実感するように、実感として、うん、感じられる、感じるようにはなってますけど。……それをうちらから気がついて、私らで見える、私の能力で見えるところを見なきゃっていうふうになってきたかな。

村口さんが入院した当初、つまり二回目のインタビューでは、村口さんがセンターという世界に〈馴染んでいない〉ことに話の焦点が当たっていた。しかし、半年後にAさんが語ったことは、Aさんたち看護師が患者の習慣や考え方、表情の出し方を受けとめることに〈慣れる〉、という逆の内容であった。

やっぱり、患者さんに〈慣れてきてる〉っていうことなん。患者さんが私たちに近づいてきてるっていうのはどうか分からないから、それはどうこうって私は言えないと思うけど、少なくとも私たちが患者さんに〈慣れてきてる〉、慣れてきて、より、なんやろう、彼女のテンポとか、反応、リアクションっていうのを、パターンつかめるから、それに対応してうちらが行動、動けるってのはあるんちゃうかなって。……これやっぱり、スタッフの一方的な歩み寄り方でしかないのかもしれないけど、そういうような感覚かなーって思いますけど……。

例えば、朝、挨拶をしたときに村口さんが笑ってくれる回数が増えると、「ムラちゃん、私のこと覚えてくれたかなと思う」。そうすると、ちょっと「近づけたかなと思う」と言う。つまりAさんの言う、村口さんがセンターや自分に〈慣れてくる〉感覚は、結局、そんな村口さんに自分のほうが近づけるようになり、村口さんのさまざまな表情を了解できるようになっていくこと、であるようだ。

実際的な関わり

八回目のインタビューでは、センターに入院してからの村口さんの回復ぶりをふり返り、Aさんは「能力を出せる場にたまたま居た」「彼女自身そんな能力が隠されてたって、もしかしたら自覚していなかったかもしれませんよね」と語ってくれた。センターに来てからの関わり方が良かったのか悪かったのかは別として、それまで刺激されないでいたところに触れたために、これまでに語ってくれたような回復を見せたのではないかと考えているようである。その関わりは、意図的な関わりとは異なっていた。

センターの患者さんへのスタッフの関わり方ってともすれば命令っていうか、多いじゃないですか、指示が多いじゃないですか、「はいの人、目パチンして」とか。声かけにしても、「車椅子乗っていいですか」とか、「ラジオかけてもいいですか」とか、そういう何々していいですか系か、何々の人なんとかして系で、雑談っていうのはないんですよね。……私自身がそういう関わりが中心になってたんやろなと思うんだけど。で、それはスーさんとかヨコちゃんのときでも、やっぱりそうだったと思うんですよ。「ヨコちゃん歯磨きしたいから口開けて」とか、あのう、「はい左手動かしてみて」とか、そういうのが多かった。でも、私の中で村口さんに関しては、言語障害があって理解がないんじゃないか、……彼女の理解能力、才能のほう甘くみてたところがあって、ていうのはイエス、ノーの回答を期待してなかったっていうのがあると思うんです。そうすると、全然しょうもない話ばっかりするわけですよ。……彼女はそれに笑うんですよね。うけたでしょ、うけたぁーおもしろい笑ってくれたぁって、私らはそれで喜ぶわけで、そんな関わりばっかりになるから、彼女に返答とかリアクションを求める関わりじゃなかったような気がする。で、それが良く出たのか悪く出たのかよく分からない。それが影響してるのかなって気はするけども、村口さんへの声かけの仕方っていうのは周りの人たちの関わり方見てても、やっぱりうん、そういう声かけの仕方を村口さんに対してはしてないような気がするから、だからそこら辺が影響してるのもあるのかなっていう気はします、うん。

Ａさんは一見無意味にも思われる雑談が、もしかしたら患者にとって非常に意味のある関わりになっているかもしれないと考えている。患者に確認をしたり、何かを聞いたりという目的をもった関わり以上に、なにか影響力のある関わりになり得るのではないかと。

3　経験のふり返りと気づき

Tセンターに身を置き、センターの患者たちと関わり合っていくうちに、Aさんは「ものの見方が変わったというよりも、意識の持ち方が変わった」と言い、このように自分自身の変化に影響を与えたいくつかの出来事を語ってくれた。またセンターに身を置くことによって、Aさんの〈身体〉に沈澱していた過去の経験が、新たな意味をもって浮上してきたことにも気づいている。

患者の価値

Aさんはヘルパーとして働いたとき(7)、患者の名前の呼び方について、苗字に「さん」づけで呼ぶよう注意をされたことがある。そのときAさんがこだわったことは、たとえ名前を「さん」づけで呼んでも、患者の尊厳を守っていることにはならないのではないか、ということであった。この「納得いかない」経験は、Tセンターに来てから再び浮上することとなる。

では、Aさんがなぜ患者の名前の呼び方にこれほどまでにこだわるのか、名前の呼び方と患者の尊厳とが、Aさんの中でどのように繋がっているのかについて見ていくことにする。

本当にそれだけ身近になってくれば、愛称になってくるっていうのはあるんだろうな。私、なんでスーさんを「住田さん」って呼ばなければならないんだろう、「スーさん」じゃダメなんだろう。私、あの人と関わっていくうちに、この人スーさんとしか呼べないような気になってくるんですよ。……でもやっぱり彼の中からそう呼ばざるを得ないような、たぶん、〈雰囲気〉、感覚があるのかなあって。

Aさんは、患者に〈慣れる〉と自然に名前の呼び方が決まってくると言い、それは呼ばれる側の〈雰囲気〉などに影響を受けた表現であるという。つまり、Aさんは勝手に愛称をつけているのではなく、患者との関係の中でその人の名前の呼び方が決まってくる、というのだ。私が「そうするとこういう患者さんたちの尊厳というときに、どういう内容が尊厳を守ることに」なるのかと尋ねると、困った顔をしながら次のように話してくれた。

それはとっても難しいと。具体的にじゃあ「どういうこと」って答えを出せって言われたら、うーん……やっぱり一番根っこにくるのは、患者さんの意思がどれだけ尊重されているか、個人の意思としてっていうのがあるんだろうけど、いかんせんそこが……不確かなもんだから、もう何言ってもナンセンスなんじゃないかというふうにもなってきますよね。そうすると、目の前の当たり障りのないところで尊厳っていう形で守ってしまおうと。ま、プライバシーの保護だとかいう。そう、着替えるときは掛け物しましょうとか、名前は苗字で呼びましょうとか、そういう簡単なところ。でも一番肝心なところ、治療方針の決定だとか、食事の内容変更にしたって……実際、だって尊厳って言ったとき、基本的なところが守られてないんだからって。でも分かってる人だっているけど、結局そこで諦めてしまったりとか、納得してないけれども仕方がないって、諦めているところは多々ある。

開かれていること

Aさんは、Tセンターに見学に来たときすでに、「ここに入ってから、自分の思い込みだけで動かないように気をつけよう」と思っていたという。Aさんのこのような考え方は、短大時代のサークル活動[8]で企画運営した「バーンアウト」（燃え尽き症候群）に関する講演会から得た知識を基盤としていた。これに加えて、自分は思い込みやすいタイプだから余計に気をつけようと思っていたともいう。

ほんとに分かってるのかな、たまたま偶然じゃないか、っていうのをまず色々考えた上で、ほな、例えば「寒いですか？」って言って、パチンってする。じゃあ、寒いんだって結論づけちゃいけないと私は思うんですよ。たまたまかもしれない。……あくまで「かもしれない」、そういうふうに考えていこうって。

このように述べながらも、他方で、次のようにも考えているという。

次にじゃあくるのは、分かってるんだけれど、うまく合わせた答えが返せないっていう可能性だってあるよなって。……目をパチンしてくださいって言って、パッチンができないからって、反応が返ってこないとか分かってないってことにはならないと。……でないと、結局閉じちゃうんじゃないかなって。……最終的にはどこが動かせるか、何に反応返せるかっていうのは、この人たちは、あのー、……言い切れないし、私たちもそれ全部見つけてるわけじゃないんだっていうのを常日頃から、それを意識していようと。

最初にAさんは、患者の反応が単なる偶然であるか否かを注意深く確認するよう努めていると言っているが、他方で、反応が返ってこないからといって、必ずしも患者が分かっていないことにはならないとも言う。結局、Aさんは患者の反応を「閉じちゃうだけ」にならないようにしていきたいと。さらにAさんは、次のような表現によって、自分たちが陥る可能性のある状態に警告を発している。

なんだろう……患者さんは何も言ってこない、苦痛を訴えられる、伝える手段を持ってないから。だけどなんだろう、私たちの中ではここの患者さんたちってどう思ってるのか私たちには分からない、どうしても自分たちがやっていることをこれでいいのかな、これでいいのかなって思いながらやる、やらなきゃいけないっていうことをどっかで……でも仕方がないよねってきっと思ってるんじゃないかと。だって患者さんたちの本心分からないんだもん、っていうふうに言い訳として使ってるところとか……。

そして、このような患者と接したからこそ直面した、自分の見方と患者の本心との間の葛藤を通して、Aさんには「注意深く物事を見ようという姿勢は保ち続けなきゃいけない」ことと、そして「自分のやり方をふり返るという意識を持つっていうことは必要だな」という考えが培われたという。

Aさんの言う「注意深く物事を見ようとする姿勢」は、患者を介してセンターの医師と交わされるやりとりからも培われてきたようである。そこで、Aさんの語りの中にしばしば登場してきたJ医師に、Tセンターの患者についてどのように考えているのかをインタビューしてみた。

この人（患者・岡元さん）は、僕を納得させるだけの材料を、まだ僕自身も捉えていないし、看護師さんも持ってきてくれてない。ただいろんなデータを見ると脳波もいいしね……サインの評価してるとね大体合うんじゃないかなって気はしますけど、第三者が分かるような確認がとれてないんでね。あくまでも確認がとれてないというだけで、絶対に事実はないということではない。看護師さんの中に確かなサインがあると言ってる人もいる。だから悔しかったら持ってきてよって、俺も知りたいからぜひ持ってきてって。で、悔しがらせてるわけ、悔しがらせて根本はね、僕を納得させるのはどうでもいいんですよ、僕は見学にきた人を納得させたい。社会的にこういう人たちにお金を出すのはけしからんって言ってる人がいっぱいいるわけです。……それから横文字のペーパーを見ると、外からの刺激を認識できないことを早く確かめて臓器移植に回しなさいっていうペーパーもある。だから僕も悔しいんです。……そこを説得したいんですよ。そのためには僕も見て納得できるような、いつでも見せられるサインがほしいですね。

J医師の視線の背景には、センターで行なっていることや、センターの入院患者たちのことを第三者にも分かるように伝えたいという思いがみられる。この思いは、センターのスタッフに共通してみられるものであるが、その徹底ぶり（J医師は科学者としての態度と言っていた）、あるいは態度の違いが、Aさんたち看護師との間でさまざまな摩擦を引き起こしていたようである。例えば、Aさんは患者の「痛み」という現象を介して、J医師と次のようなやりとりを行なっている。

よく処置のときとかに「先生、痛くないですかね？」とかって聞いてみると、J先生よく言うんですよ。「これ、痛がってると思うかい」って。患者さんはなんかこう身をよじったりとか緊張強くなるじゃないですか。そんなときに「先生ー、痛いんじゃないですか」って言ったら、「痛がってると思うかい？」って言って。そう言われたときに、え、だってここがこうでこうなってこうなってるから痛いに決まってるじゃないですかって、私たち、あまり言い返せる看護師いないんですよ、やっぱり。

このようにJ医師から投げかけられた問いを契機に、Aさんはさまざまな考えを思い描くが、「患者さんが痛がっている」と断定しかねているのは、次のように考えるからである。

今でもJ先生にそう言われたときに、やっぱり、言い切れないですよね。なぜなら痛みは患者さんしか感じないことで、私たちは代弁者にはなろうと思うけれども、患者さんの感覚をそのまま再現できるわけではないし、それを読みとっていると言い切れない、言い切っちゃいけないと思うんですよ。そこまで私たちは彼らのなかに入り込んでいるわけじゃないし、やっぱり彼らの、患者さんたちのことは、患者さん自身が感じてるものであって、私たちが感じたとは言えないわけですよね。

Tセンターでは、声かけに対する患者の反応（例えば、瞬目、握手などの表出）が、第三者から見ても意味のあるものであることを立証するために、あるいは、前に比べて表情の表出が格段に良くなったことを確認するために、患者にカメラやビデオを向けることがあった。しかし、そんなときに限って期待しているような反応は出ないという。

私たちは彼らの同意を得て、確認をとろうとしているわけじゃなくって、無理やりそれを引き出そうとしているわけだから、それはうちらかて嫌ですやん。そんなこと言われたら、やってやってってって言われて笑えるか、っていう感じですよね。

では、どのようなときに患者とのやりとりが成立するのであろうか。このことについて、Aさんと次のように語り合った。

A　うん。だから患者さんたちのほうが一枚上手かなとか思ったりするけど、そういうものを返さなくてもやれるやりとりっていうのができて初めて、っていうのもあるのかも。うちらのそういう邪念といったら変やけど、下心なしでつき合ってることが瞬間瞬間できっとあるから、そういうところで患者さんたちも当然出してくる、でもそれがやっぱりまっとうな人間関係の本音のつき合いってそういうところにあるのかなっていうのがあるから、そういう瞬間瞬間でそういう反応が出るときって、うん、いうのが本当の。

私　それが本当の反応なのかもしれませんね。

A　それは思い込みがどうとかっていうのこの際省いて、患者さんもそういうリアクション出したという事実だけ、そう見えたという事実だけ取り出すならば、やっぱりそういうときって大抵スタッフ側も邪念ないから。

私　うん。気がつかないような。

A　……ところで。

私　なんかすごい、ふと見逃しちゃってるようなときに、ふと。

A　えっ！　っていう流れ星みたいなもんでしょう。

Aさんは、患者の潜在能力を引き出すためとはいえ、常日頃から自分たちが意識して意図的に関わっていることがかえって、患者との本音のつき合いや自然な関わり合いを妨げてしまっているのではないかという。つまり、Tセンターの看護師はつねに、患者がどの程度こちらの言ったことを分かってくれたかということを確認しようとしたり、手足がどの程度動くのかをチェックしようとしているというのである。このような「下心」見え見えの関わりは、簡単に患者に見抜かれてしまい、無視されてしまう。人が本心を開示してくれるときというのは、言葉を操ることができようができまいが、やはり本音のつき合いが成立したときであるということを、AさんはTセンターの患者たちから学んだようである。

〈身体〉に沈澱していた過去の経験

Tセンターという世界に身を置いて看護実践を行なっていく中でAさんは、いくつかの過去の経験が脳裏に浮上してきたという。そしてこれらの経験は、Tセンターの患者の状態を理解することを助けていた。

四回目のインタビューで、Aさんの看護に影響を与えた経験について語ってもらっていると、彼女は突然、「そうか、一つ大きく影響を受けた映画がありました、『ジョニーは戦場へ行った』という」と言い、次のように話し始めた。

短大のときに観て……すっごいショックを受けたんですよ、あれは、さすがに。でもそのかわり、あの映画を観てたから、ここの患者さんの状態が具体的に分かるのが余計早かったのかもしれません。あれもまさにそんな感じなんですね。結局、（主人公のジョーは）両手両足がなくなって、顔もない状態で、だけど意識（頭を指しながら）、ここは残っているから、はっきりしてる。だけど表出手段がない……。彼は自分を、もう殺してくれって、それしか思わなくなってしまうんだけれども。ここの患者さんたちってこういう状態なんだなっていうのは、その映画観て、で、その後からですけど、ここに来たときに、ああ、ジョーの状態なんだって、すごく、それはすごく分かりやすかった。

さらに彼女は、次のようにジョーの状態とそこに登場した看護師とのやりとりについて話し続けた。

ただ、もじょもじょもじょって体幹動かすだけ。で、途中、その映画に出てくる看護師さんがひとりだけ、彼とコミュニケーションとれる看護師さんが出てくるんですよ。最終的に看護師さんが聞き取った言葉が、あ、それはジョーが言った（声にならない）言葉なんだけど、「殺してくれ」っていう言葉を言ったときに、彼女は思いあまって本当にここ（呼吸がしやすいように喉の中央部から気管までを切開した穴）を塞いでしまうんですよ。思いあまって気管の穴のところを塞いでしまう。ところがその直後に、殺しかけているところをその軍の上の人たちに見つかって……引き離されて、彼はますます絶望、本当に閉塞されている、隔離された、もう暗闇に閉じこめられる状態になって、ただひとり、殺してくれ、殺してくれだけをつぶやいて、その映画は終わるんですよ。

さらにAさんは、「Tセンターを見学しただけではそれにピンとこなかった」「働きはじめて初めて、『ジョニーは戦場へ行った』という映画とここの患者の状態が繋がったんですよ」と加えた。つまり、実際に患者と関わって、関わりつつ患者の状態を理解しようとしたときに、ジョーの状態とセンターの患者の状態とが繋がっていることを実感して了解できたのだと。

他方、この映画について語る中でAさんは、植物状態を知らない人にセンターの患者のことを説明するとき、次のような表現で話すとよく分かってもらえると語ってくれた。また、このように自分で表現できるのは、この映画を観たためではないかとも言う。

「例えば顔に蚊がぴちっと止まって、あっ痒いって。でもね、手動かせないの。痒い

の。痒いんだけどね掻けないの。それどう思う?」って言ったら、「辛いなあ」って。「辛いやろ。で、どうする?」って。「誰か呼ぶ」って言うから、「でも彼は声は出せないの。身動きもできないの。どう思う? すごい辛いね」って。「そういう状態なんやで」って言ったら納得してくれるんですよ。すごい納得してくれるんですよ。それはすごい大変なんやねって。で、次に周りの人にそういう話すると、「じゃあすごい重い職業やなあ」って言ってくれる。そうよ重いのよって、でも患者さんはもっと重いのとか思うけど。だから、「患者さんのそういうところをできるだけ汲みとれるように関わっていく、そういう仕事をしてる」っていうふうに言ったらみんな納得してくれる。植物状態ってそういう状態でもあるのかって。ただ単に寝てると違うっていう。寝てもいないよって。下手したら起きてるよって。でも目開けられないだけかもしれへんよって。「あっそうなんか。寝てるんと違うんか」って。寝てるんやったらどれだけ楽かと思いますよね、私ら。寝てるだけやったら、うちらかてそんなん寝かせっぱなしにしとくがなって思う。そうじゃないから(興奮)、しんどいやねんとか思う。

Aさんはこのように語りながら、両眼を赤くしていた。私もAさんのこの言葉を聞いたからであろうか、あるいは彼女の表情を見たからであろうか、目頭が熱くなったことを記憶している。また、患者を支える自分たちの「キツさ」についても次のように語っている。

私らがぶち当たる壁も辛いこととかきっと多いんですよ。患者さんと関わっててぶつかる、辛いことってたくさんあるけど、患者さんはそれ以上に辛いことを抱えてる。……そういうシビアな、持ってる抱えてる闇を一緒に見なきゃいけない……覗き込まなきゃいけないっていう、こちらにもそれなりの、なんかキツさみたいな。

ヘルパーとして働いた病棟で

Aさんは、『ジョニーは戦場へ行った』という映画とTセンターの患者とが繋がったのは、Tセンターを見学したときではなく、センターで実際に患者と関わり始めてからであったという。Aさんには、これと同じ条件で脳裏に浮かびあがったことがもう一つあった。それは、先にも触れたが、浪人時代に精神科病院でヘルパーとして働いていたときに出会った重症病室の患者たちのことである。

認知症の末期の状態で、目がうつろな状態で。もうコミュニケーションはほとんどそのときはなかった……とれない状態。声かけても、こっちも見ないわけです。ひたすら寝たきりの、表情うつろでっていう人が六人いつもいて。……ただここの患者さんと関わり始めてから、あそこの重症病室におったおばあちゃんたちっていうのは、最終的には植物状態やったんやなっていうのが。ここに来て数ヵ月してようやく思い出せた。私はあのとき、あのおばあちゃんたちはただ重症患者だとしか教えられてなかったし、その病院でも患者との関わり方っていうのは、あくまで精神病患者の関わり方っていう。……この人たちも、もしかしたら思うことがあって、何か言いたかったかもしれへんけど、それが言えない状態やったんやなっていうふうには思いつかなくって、ただ重症患者。認知症の末期になったらこうなるんやってことしか、私には映ってなかった。

つまり、自分が身を置く場によって、自分自身の考え方、ここでは自分の受けとめる患者のありようが全く異なっていたことに気づいた、と話してくれた。さらに、受けとめ方の違いは、行為、つまりなされるケアにも違いを生じさせるという事実を、次のように話してくれた。

あのとき、じゃああのおばあちゃんたちに今のこういうところ（Tセンター）のような関わり方してたら、もっと違う反応っていうか、ちゃんとコミュニケーションとれてたのかなあって。私あのときはそんなの全然思いつかなかったし、想像もしなかったから。こういうもんなんやで止まってたから。全然違いますよね。似たような……細かくは違うけれども似たような状況にあってもそういう声かけをされないというのが。たぶん看護師さんもそんな声かけとか、そういうコミュニケーションのとり方は、そのときはしてはらへんかったと思うんですよ。そういうふうな関わりをもたないままに亡くなっていってる。こっちは全然逆で。うん、ずっと。常日頃から当たり前のように声かけされてるっていうことで、同じような状態でもこんなに差があるんかっていうのは、それは感じました。

このように、Tセンターという世界に身を置いて植物状態患者のケアを実践することによって、Aさんは過去の経験のいくつかを思い起こしている。言い換えると、Tセンターという世界に住み込みながら、患者たちとの身体接触を通じた関わりに触発されて、沈澱していた過去の経験が新たな意味をもって浮かび上がってきたのである。

Tセンターでの看護経験の意味

Aさんが自分の人生観について語ってくれたのは、七回目のインタビューのときであった。Aさんは患者を亡くした経験を想起しながら、次のように語り始めた。

私の中の人生観みたいなものも影響してくるのかもしれませんけど、……今までやってきたことっていうのは、これのためにあったんやっていうのが根っこにあるんですよ。二年間浪人してたのもきっとこの世界に来るためや、看護師になるためだったんだ。看護師になったのはこのセンターに来るためだったんだって。後から一個ずつ経験するたびに、あのときのこれはこのためだったのかな、あのときのこれはこれが運命だったから、っていうふうに感じる癖が、癖っていうか、そういうふうに感じるようになったのは、たぶん二浪してからなんですけど。

そして「二浪って大きかったんですか？」と尋ねると、「大きかったですね、とっても。最近つくづく感じます」と答えた。このように、二年間の浪人経験は、Aさんの人生の「原体験というか、根っこ」になるような「一大イベント」であった。

二回目のインタビューにおいてAさんは、横井さんが亡くなって一ヵ月をおかずに村口さんを迎え、横井さんに対する気持ちの整理ができないという心の内を語ってくれた。それから半年を経た七回目のインタビューで、彼女の中で住田さんや横井さんとの経験が、新たな意味をもった経験として語られた。

あくまで看護師としての立場だから、ものの見方とかに関しては、看護師としての見方を通してますけど、その根っこにある、その存在意義とか、彼らとの関係がどうかって いったら、それはもう看護師と患者というよりも、人間としてどうかっていう話になっ てくるかなって。……対人間、まあ、関わりになってくるわ。それはやっぱり、自分の 人生にどう影響しているかとか、私の存在そのものが、それらはだから彼らにとってみ れば、看護師としての存在なのかもしれへんけれども、私がだから看護師の目でなく て、もうツンツンにほんとに生きていてほしいって思うことはあるわけだから、そうい うふうに望む人間がここにひとりいるってことだから、それは看護師として生きててほ しいじゃないんですよね、きっと。たぶん私個人の感情として生きていてほしい、元気 でいてほしいと思うわけだから、そう望んでくれる人がいる、その存在があるっていう ことが、彼らにとってはたぶん、対人間の関係に繋がっていくことにならへんかなとは 思うんですけど。

そしてAさんは、Tセンターに来たからこそ、センターの患者と出会ったからこそ、「人との関わりを実感する」ことができたと語る。

ある秋の晴れた日、Tセンターで運動会が催された。体調のすぐれない者を除いてほとんどすべての患者と、面会に来た家族、スタッフが総出で参加した。私はこの運動会を、具合のすぐれないひとりの患者と一緒に、センターの建物の中から眺めていた。

運動会は、私がTセンターに来て三ヵ月を過ぎた頃に催されたのであるが、この日ほど、帰り道を悶々として歩いたことはなかった。というのも、次のように考えてしまったからだ。「本当に患者は運動会を楽しんでいるんだろうか。患者は本当はどうしていたいんだろう。私たちは彼らにどのように応えてゆけばいいのだろうか」と。

この思いはしばらく続いたが、いつの頃からか私の脳裏から消えていた。消えたというよりも、患者の存在やその意味に対して、あまり消極的な印象をもたなくなったと言ったほうが当たっている。このことを最後のインタビューでAさんに打ち明けてみた。

私　……確かにこういう本（植物状態患者を登場させた本）が増えたよなと。で、そういうもの見ると、なんとなくこみあげるものがある。彼らがかわいそうだっていう気持ちはね、全然なくなっちゃったんですよ。だけども、何か訴えてくるものがある。……でもネガティブな見方っていうのは、なくなっちゃったんです。いつの間にか。

A　患者さんと、やっぱりより〈慣れてくる〉、より深く知ると、否定的な感覚っておさまっていくのかなーっていう気はしないでもない。私らでもやっぱ最初の頃は、この人たちの生きてる意味ってなんやろとか……。

私　考えました？

Ａ　うん、思いましたよ。何のために生きてるんやろっていうのは、とてもおこがましいセリフになっちゃうけど、それに近いような感覚。最初の頃って、やっぱ植物状態患者、私らなんかはほんとに全然、たぶん経験がないから、「植物状態患者ってどんなの？」っていうレベルで入って、まさに知らない生き物の世界ですよ。未知の生き物見る世界だから、全然知らないから、一種の人見知りですよね。で、人間、人見知りすると、大抵一時的に浮いちゃうじゃないですか。新人さんなんかでもそうでしょう。先輩看護師たちはもう、ごっつい意地悪な目で見るじゃないですか（笑い）。例えば、この人たちが生きていることが、私たちがどう受け止めて……いや、生きてて当然やていう感覚に、ここにいることが当たり前になっているっていうのを、そこは自分の中でも、しっかりそれは消化されている。まあ、やっぱり、ここの患者さんのありようっていうのが、とても当たり前に自分の中で受け入れられてきたからなのかなっていう気はします。

Ａさんもそうであったように、私にとって植物状態患者と触れ合うこと、患者と〈互いに馴染む〉ことは、彼らをひとりの人として受け入れる素地となっていたようである。約一年にわたってＴセンターに住み込むそのことが知らぬ間に、私をこうした態度へと促していたのだった。

第三章　〈身体〉を介して交流する看護ケア

植物状態患者は、客体として観察されたり、意識レベルの評価スケール(1)などを用いて点数化されたときには、全身の運動機能のほとんどを、また意識の徴候として確認できる表現のほとんどを失い、ただそこに横たわり生かされているだけの存在として見てとられる。それゆえ、医学診断上の定義において、植物状態患者は「外的刺激に対する反応が見られず、周囲の環境や他者と相互作用することができない(2)」とされてきた。

一方で、実際にこれらの患者のケアに携わっているTセンターの看護師たちは、ケアを通して彼らと何らかのやりとりを経験しているという。

しかしながら、これが一体どのような経験であるのかについては、これまでほとんど探究されてこなかった。本書では、植物状態患者と看護師との、こうしたやりとりの経験がいかなるものであるかを開示するため、メルロ＝ポンティの「実存的分析(3)」に着目した。すなわち第一章で詳述したように、植物状態患者のケアに携わる看護師は、障害をもった患者と関わろうとするときに交流の阻害に直面するのであるが、それでもなお彼らと関わり合おうとすることで、そこにはっきり自覚できない前意識的な層を垣間見る機会が訪れると考えたからである。

前章では、Aさんが語った看護経験を、Aさんの中に流れる文脈に沿って再構成し、これを記述した。本章ではこの語りの中から、前意識的な層が語り出されていると考えられる知覚経験に着目し、これらをメルロ＝ポンティの身体論を手がかりに記述していく。

1 視線が絡む

「視線が合う」ということは、私たちが他者と交流する際に、瞬時瞬時に行なっている行為であり、当事者にとっては自明なことと感じられている経験である。しかしながら「視線が合う」という事実を、第三者がそれとして知ること、あるいはこの経験を視覚の一機能として取り出してきて、数値やいくつかの行動に還元することは非常に困難である。実際、植物状態患者にも用いられている既存の意識レベル評価スケールには、開眼できるか否か(4)、あるいは追視できるか否か(5)という項目は設けられているが、「視線が合う」か否かについては問われていない。

それでは、この「視線が合う」とは一体どのような知覚経験なのだろうか。また、これをつかみとることが困難であるのはなぜだろうか。

「視線が合う」ことは、住田さんとのコミュニケーションの方法をふり返る中で語られた。

Aさんは語りながらこのことを「うまく言えないんだけど」「なんとなく」「抽象的」と言い、何度も言い換えてようやく「なんかこうやっぱり『視線がピッと絡む』みたいなところはあるような気がする」という表現に落ち着いた。ここに語られた住田さんは、植物状態患者の中でもとりわけ障害の程度が重く、「反応とかコミュニケーションより、身体的な状態を安定させるっていうのが第一に優先されちゃう」という状態にあり、「目を見たら何となく（住田さんの目と）こっちの目と視線が合うような気がしてた」と言っているように、はっきりと視線を合わせることができているとは言い難い状態にあった。医師の診断による神経学的所見には、「覚醒することはできるが、指示に応じることはできず、意思の表出はみられない」とあった。さらに、「白内障があって見えているかどうかは分からない」状態にあり、これらを併せて考えると、住田さんとのコミュニケーションはあまり期待できる状態とは言えなかった。

しかし、思うに、住田さんがこのような状態にあったからこそ、「視線」に注意が向けられたのではないだろうか。

住田さんの視線についてAさんは、「目を見たら何となくこっちの目と視線が合うような気がしてた」「視線がピッと絡むみたいなところはあるような気がする」「目を見ながら話して、やっぱり目が分かってるような気がする」、そのように「自分の中で思えた」と語った（第二章「視線がピッと絡む」および「感じる力」の項）。これらはいずれも、「視線が絡む」という事実が確かにあったことを伝えようとしているのだが、ある種の戸惑いの中で注意深く言葉が選び取られており、断定的な表現を避けているようにも聞こえてくる。客観的に患者の反応を示さねばならないという近代医学の要請と、患者との関わりの中で感じとった経験的事実との間で揺れ動くためらいから、こうした表現が生まれてくるのであろう。

ところが、Aさんは次に示す出来事を境に、これまで確かに合わせることができていた、あるいは絡んでいると感じられていたはずの住田さんの視線を見失ってしまったという。「食道がん」が発見されて、さまざまな処置が施されていたちょうどその時に、住田さんは大痙攣を起こしてしまったのである。その痙攣後に、住田さんの目を覗き込んでも、これまでのように「視線が絡む」という感覚は得られなかったとAさんは語る（第二章「遮断」の項）。このときの住田さんの目について「具体的にどんな感覚って言われても……」と言いつつ、Aさんは次のように表現した。「ぱっと目を覗き込んだとき私が映っていない」「底なし沼」「泉を覗き込んだときのような感覚、真っ暗でその先に何もないような気がした」。

大痙攣が起きる前まで住田さんの目の奥は「底なし沼」ではなく、確かに何かを感じさせる「力」をもっていた。それが痙攣後に、「住田さんの目に私が映っていない」と感じられたことはとりもなおさず、それまで住田さんの目に映っていた「私」が全く消失してしまったことを意味している。

それでは、先に述べた「視線が絡む」ことを感じとった経験および、それが消失してしまった経験から、この視線のいとなみについて、詳しく見ていくことにする。

メルロ＝ポンティによれば、知覚の主体としての〈身体〉を顧みるには、主体・客体といった二項対立を越え出なければならず、そのために「見つけださなければならないのは、主観の観念と対象の観念のこちら側にある、発生段階での私の主観性の事実と対象とであり（略）原初的地層なのである」[6]としている。ところがこの「原初的地層」は、意識に立ち昇ってくる手前の「思考よりも古い世界との交わり」[7]であるため、このような前意識的な層は「直接われわれの意識に開示されることはないし、他方、いうまでもなく、外的知覚によっても全く届きえない」[8]。しかし、既に述べた「実存的分析」によれば、障害を受けた実存は、この隠れた層に分け入る機会を私たちに与えてくれるのである。それゆえ、植物状態患者との意識的な層における交流が絶たれてなお患者に関わり続ける看護師に、前意識的な層を垣間見る機会が訪れ、この隠れた層へと導かれるのである。

まず、Aさんの表現をふり返ってみると、住田さんの目を見たときの経験がただ「視線が合う」と表現されるにとどまったのであれば、これは私たちが日常的に少し注意をすれば気づくことのできる意識的な経験といえる。しかしながら、この経験を伝えるためにAさんは、視線が「合う」のではなく、「絡む」と表現した。そして視線を感じられなくなったときには、「私が映っていない」と自分を見失ってしまったかのような表現を、また「底なし沼」「真っ暗」とその目を覗くのをためらいたくなるような表現をしている。そして、「恐る恐る」という表現で、その感情とともにこの感覚を伝えようとした。これらは、Aさんが自らの知覚経験を表現して、言いよどみながらもようやく探し当てた言葉であるといえよう。

このようにAさんの「視線が絡む」という表現が、さまざまな感覚を孕んで、ようやくそれとして表現されるような知覚経験であるとすれば、この経験は私たちの意識に昇ってくる手前の、前意識的な層におけるいとなみと考えてもよいのではないか。つまりそれは、そこで起こっていることを反省的に捉えようとする以前に、すでに働き出している感覚であり、それゆえはっきりと言葉によっては言い表すことができなかったのである。Aさんはこの感覚を、それらの中で最も象徴的に感じられた「視線」の働きにたとえて表現したと考えられる。

「視線」が目の働きに限定されずに語られていたことは、次の事実からも見てとれる。住田さんは「白内障であり目が見えているかどうかは分からなかった」。にもかかわらず、Aさんは彼と「視線が絡む」のであり、彼から何らかの働きかけを感じ取っていたのである。こうした経験は、住田さんからの「視線」を、ただ見られているという感覚として受けとめていたのではないことを、つまり彼の視線は単に五感の一つである視覚の働きとして機能しているのではなく、視覚に限定されない感覚として働き出していたことを意味していると考えられる。つまりここに示されている「目」、そして目の働きは、「事物が投影される映写幕[9]」としてあるのではなく、「事物にせまる或る種の能力[10]」なのであり、「実在するものへの或る歩みゆき[11]」という「運動指（志）向性（intentionnalité motrice）[12]」として働き出しているのである。したがって、Aさんが表現した「絡む」とは、住田さんから向かって来るこの「運動」に導かれた〈身体〉の、その感覚的な経験であったといえる。「視線が絡む」が視覚に限定されない感覚であることは、次の語りの中でもう少し具体的に表現されている。「ひょっとして分かっている、聞こえている、見えているかなっていうような、私が映っていて……」。これらは、住田さんの目を見たときに感じられたこととして語られた。まさしくここには、認識および聴覚、視覚という知覚が混然一体となって表現されており、「聞こえる」「見える」のように一つひとつの感覚に分けては表現できない、そのようにしか言い表すことができなかった経験なのである。

こうした目でものを見る、つまり視覚が対象をとらえる機能として働き出す手前の未分化な知覚のことを、メルロ＝ポンティは原初的地層における「共感覚[13]」と言っている。そして、音を見たり色を聴いたりする感覚の交差というのは日常的に現象していることであり、むしろ「私の眼が見るとか、私の手が触れるとか、私の足が痛むなどと言うが、しかしこれらの素朴な表現は、私のほんとうの経験をあらわしてはいない[14]」とし、「われわれがそれと気づかないのは、科学的知識が〈具体的〉経験にとってかわっているから[15]」であるという。

したがって、植物状態患者との関わりの中で経験した「視線がピッと絡む」といういとなみが、科学的知識によって根拠づけられてこなかったのは、これが原初的地層における具体的経験であったからである。それは、科学的な枠組みをもたずに現象に分け入ろうとする現象学的態度によって、しかも、実存的分析によって垣間見られる前意識的な層に注目するからこそ、押し出すことのできた現象であるといえよう。[16]

次に、「底なし沼」「泉を覗き込んだときのような感覚、真っ暗でその先に何もない」「目が真っ暗だったんです、目の奥が」という表現に注目してみる。これらの表現は、「視線が絡む」ことを感じとった瞬間に、そこでどのようなことが起こっていたかを垣間見るのを助けてくれる。Aさんは、住田さんとコミュニケーションがとれていると感じられていたその頃に、その目を「覗き込む」と「『視線がピッと絡む』みたいなところはあるような気がしていた」と語っている。

まず、住田さんの目を覗き込みつつコミュニケーションをとろうとしている状況について考えてみる。そもそも視覚は遠隔感覚とされている通り、ここにいながら向こうのものを知覚する能力である。それゆえ、見るものと見られるものとは分離され、見られる何ものかを客体として捉えることを可能にする。[17]したがって、Aさんが住田さんの目をただ単に見た、あるいは観察したというのであれば、その見られた目は白内障をもつ白く混濁した、「見えているかどうか分からない」眼球（客体）として語られることになろう。

しかし、住田さんとコミュニケーションをとろうとするAさんは、その目を距離をもって「見る」のではなく、「覗き込む」という行為を伴って彼に向かったのである。この「覗き込む」という行為は、視覚の働きによって客体化されるはずの身体（眼球）を主体へと連れ戻す。というのも、覗き込んでいるときのAさんは、それとして意識せずとも住田さんの体のどこかに寄り添いながら、全身で彼に向かっているような姿勢をとっている。その際、この行為それ自体が、住田さんの目の奥深いところまで入り込んでいこうとする〈身体〉の運動志向性として働き出しているのである。このように考えると、「覗き込む」という行為によって、見るものと見られるものの距離はぐっと縮まり、結局、行為の主体は、相手とぴったり「接触」しているような感じを抱くことになる。つまり他者に近づこうとする運動志向性の働きが、視線によって住田さんの〈身体〉に触れるという感覚をもたせるのである。

一方、「視線がピッと絡む」というくだりは、「ピッと」と表現されているように、住田さんの目を覗き込んでいるその最中に、そこから突如として強烈に働きかけてくるもの、つまり運動志向性を瞬時に感じとったことを表している。また「絡む」という表現は、この一瞬の時、視線を合わせようとまなざしを向けたにもかかわらず、逆に、まなざしを向けかえされ、そのまなざしに巻きつかれるという感覚が生じていることを意味している。ここでの向けていいるか、向けられていいるかの区別がつかない感覚は、互いが触れ合い、絡み合い折り合わさっているような印象をもたせているのである。

このように見てくると、「視線が絡む」という表現は、先の「覗き込む」という表現と同様に、緊密な接触や絡み合いという意味を含みもっていることが分かる。メルロ＝ポンティが「眼差しはさまざまの見えるものを包み、触診し、それらと合体する」[18]と言ったのは、まさしくこのような緊密な接触の感覚を表現しているのであろう。

さらに、「住田さんの目に私が映っている」という表現についても検討しておきたい。この表現は、私（Aさん）が住田さんの目を「覗き込んでいる」にもかかわらず、その目の奥にも「私」を見たということを伝えようとしているのである。確かに、普通に考えると、眼球は潤っているため見ている人を映し出しているといえるが、Aさんの場合はこれが消失してしまった感覚をも経験しているというのである。物理的には「私」を映し出してもいい眼球がこれをなし得なくなったことから、この時のAさんは、通常私たちが考える「映る」とは異なった次元で住田さんの目を知覚していたと考えられる。では、Aさんの表現した「住田さんの目に私が映っている」とは一体どのような感覚だったのであろうか。

先に述べたように、「視線が絡む」ことが接触し絡み合っているという感覚的な経験を伴っているとすれば、「私が映っている」という感覚は、まなざし（視線）によって触れているはずの私が、逆に触れられているという「転換可能性[19]（相互反転性 réversibilité）」の事実を指し示していると考えられよう。つまりこの表現は、どちらが触れる側であり触れられる側であるかがはっきりしない、触れている感覚が次の瞬間には触れられる感覚に反転し得る、あるいはその逆が起こり得るような切迫性を伴った感覚を意味している。

　メルロ＝ポンティによれば、こうした相互反転性によって「ちょうど私の身体の諸部分が相寄って一つの系をなしているように、他者の身体と私の身体もただ一つの全体をなし、ただ一つの現象の表裏となる」[20]のである。つまり、反転によって私の〈身体〉は、まなざしが触診した他者の〈身体〉と「対」になるのであり、この状態においては、私も他者も独立した一つの存在として経験されているのではない。そうではなく、私と他者とが一つの現象の「表裏」となっているのであり、「その時どきのその痕跡でしかない無記名の実存が、以後同時にこれら二つの身体に住みつくことになるのである」[21]。

　したがって、「住田さんの目に私が映っている」という表現は、他者から独立した個別の存在としての私（Aさん）の知覚を意味するのではなく、まだ私とも他者とも言えないような「根源的なひと（*On* primordial）」[22]の知覚のことを言っているのである。つまり、相手の「目」の中に「私」を見るという表現は、「私」と他者である相手とが未分化な原初的地層における知覚経験を意味しているのであり、それゆえ、私が他者の目に映っている「私」を見つめているといった、自他の区別の手前にある感覚として表現されたのである。

　このように考えると、大痙攣後の住田さんの目に「私が映っていない」と感じとられた事実は、私でも他者でもない「根源的なひと」としての存在が消失してしまったこと、つまりその他者と一つの対として感じられた一体感がなくなってしまったことを意味している。言い換えると、住田さんが彼自身のところから、Aさんの〈身体〉の運動志向性の圏内に入り込んで来なくなってしまったことを意味していると考えられる。したがって、「私」を見失ってしまったという表現は、比喩として語られたというよりも、こうした交流の断絶を感じとったAさんの経験として表現されたのであり、住田さんとの関係において自分自身の存在の確かさをも見失ってしまったことの表現であったと考えられる。

以上、植物状態患者と「視線がピッと絡む」といういとなみが、〈身体〉の原初的地層、つまり意識される手前の層における知覚経験であったこと、そしてそのような知覚がいかなる経験として感じとられていたかについて述べてきた。このように見てくると、Aさんがこのいとなみを「具体的にどんな感覚といわれても説明が難しい」と言ったそのわけが理解できるであろう。すなわち、こうした原初的地層における経験は、言葉を用いてはっきり説明しようとすると、どうしても感じている通りの経験とは異なった感覚、例えば目や耳などの身体の各部分に分化した感覚として表現せざるを得なくなってしまうのである。

他方でこのいとなみは、住田さんと「通じ合っている」という感覚を得るのに十分な力を持ち合わせていたといえよう。それでは、別の角度からこうした事態を見ていくことにする。

ここまで、住田さんとのコミュニケーションが大痙攣によって遮断されたと感じたときの「私が映っていない」という表現を中心に、「視線が絡む」といういとなみについて検討してきたが、Aさんがこの遮断という経験を別の角度から解釈し直していることにも注目したい。この解釈は、大痙攣後の住田さんとのコミュニケーションの変化が、Aさん以外のスタッフの記録には書かれていなかったという事実に端を発する。

Aさんは住田さんとのこうした経験を語っていく中で、「今思えば」住田さんに変化があったのではなく、自分の側の見方が変わってしまったために、そのように見えたのではないかと解釈し始めた（第二章「遮断」の項）。「そのとき」の状況をふり返ると、新米のAさんにとっては「がん」も大痙攣も初めてのことであって、毎日これらの処置に追われ、住田さんに「近づいて話しかけてっていうようなことはできない、ただ見ているだけの状態」になっていたという。さらにAさんには重積発作自体に対する「怯え」もあり、このような自身の内的な動揺が、住田さんは「同じ人なんだけども、この山のところ（大痙攣を起こしたとき）でなんか全然違う人に、ていうか、いろんな私の知らない事象がいろいろ起こって（略）知らない人に変わっているんじゃないか」という気持ちを自分に生じさせたのではないかと考えている。そしてこのような気持ちが、住田さんの目を「恐る恐る」覗き込むという行為をAさんにとらせたのではないだろうか。またそれゆえ、大痙攣を起こしている最中ばかりではなく、痙攣後も彼に近づくのが恐かったのであり、実際に住田さんに近づけなくなってしまったのである。このときのAさんの心境は、「二年前のプライマリーにつく前の住田さんを見る目、私がそっちに戻ってしまったのかもしれない」という言葉に如実に表れている。

以上のようなAさん自身の解釈を手繰《たぐ》っていくと、大痙攣後の住田さんとのコミュニケーションが遮断されてしまった事態と、村口さんに出会った当初の「コミュニケーションが皆目とれない」状態とは、非常に類似した経験としてAさんには感じとられていたようである（第二章「通じてない」の項）。例えば、村口さんの目を覗いたとき、「もしかして通じてないようなっていう印象のほうが強かった」「こっちの言ってることを相手が分かってるかなっていう印象っていうか、手応えが全然ない」というように、住田さんの目に見てとったコミュニケーションの断絶と同様に、村口さんとの交流は、全く「通じ合っていない」ことを意味する表現で語られていた。そしてこのような村口さんとの出会いは、「彼女の本心がよく分からない」とAさんに戸惑いの気持ちを抱かせるとともに、「レベルアップは無理」かもしれないという諦めの気持ちさえも表出させている。またこれらの気持ちは、村口さんとの交流が「閉ざされたところはある」という言葉へとAさんを導いている。これは、住田さんの大痙攣後に彼の目に映らなくなってしまった「私」を、その目の奥まで入り込んで探そうとしたときのAさんとは異なっており、村口さんの目を見るや否や、瞬時に閉鎖されていることを感じ、「もしかして通じていない」という気持ちが引き起こされることで、それ以上奥に入っていこうとする志向性を断念させてしまっている。

このように「通じ合う」感覚がもてないという事実は、看護師の患者のケアに向かおうとする〈身体〉の運動志向性を踏みとどまらせてしまうのである。「植物状態患者との関わりの中」で感じとられている通じ合う感覚、例えば「視線が絡む」という経験は、患者の〈身体〉がこちらに向かって来るという運動志向性であり、この患者の志向性が看護師の相手に関わろうとする志向性を喚起し、これに促されて看護師は患者の「ケア」に向かおうとするのである。このような意味で、「視線が絡む」という〈身体〉の原初的地層における知覚経験は、看護のいとなみが動的に生成されるその根源にあるものとして働いていると考えられる。

例えば、ホスピスの入院患者と看護師との相互作用を調査したサマレル[23]は、意識や反応の見られない患者と関わり合っている看護師には、安心感を与えるような声かけや会話、視線を合わせるなどの行為は見られなかった、と報告している。そして看護師たちの語りから、彼女たちが意識のない患者は言語的なコミュニケーションを必要としていないと考えていることが分かった、と述べている。このように、看護師が意識のない者というレッテルを貼って患者を見てしまうと、意識がないのだから声かけや視線を合わせる必要がないと考えて、それが彼女たちの前意識的な層を厚く覆い隠してしまい、〈身体〉の原初的地層における共

さて、状態的には安定し、表情が豊かな村口さんであるにもかかわらず、Aさんは、彼女と通じ合えないという経験をしていた。このことから、かつて受け持った住田さんや横井さんとの「コミュニケーションがとれるという感覚が、患者さんとの関わりの中ですごく大きかった」こと、また、それまではこの「感覚」に促されるように患者との関わり方が自然と決まっていたことに、あらためて気づかされたと語る。そして、「客観的」に言い表すことができなくとも、コミュニケーションがとれていたことが経験的な事実として確かにあったことを、より確かなこととして受けとめられるようになった。

例えば、住田さんが「がん」の診断を受け、これから施される外科的な処置について説明しなければならなくなったとき、Aさんは住田さんの「目を見ながら話して」いるうちに、自然と住田さんの理解力に合わせた表現や速さで、できるだけ分かりやすく理解しやすい言葉で、恐くないように、納得できるように気を配りながら話すことができていたという（第二章「感じる力」の項）。このように住田さんに合わせた説明が自然にできたのは、がんであることを「話したらいけないとセーブがかかる程度にこの人は話が分かる」「症状として今どんなことが起こっているか」「そこも一切隠して『大丈夫だよ』って言うだけでは、彼に対して説得力を持たない」など、二年間近く関わってきたことで「目を見ながら話して、やっぱり目が分かってるような気がする」とAさんに感じられていたからであった。

この語りの中では、たびたび「目を見ながら話す」「目が分かっている」と、まるで住田さんの「目」と対話をしているような表現が用いられていた。ここでの対話とは、「目」ないし「視線」に象徴された交流のことであり、こうした相互の働きかけは、まさしくこれまでにも述べてきた運動志向性によるものである。これが、住田さんと通じ合っているという感覚をAさんに引き起こし、「コミュニケーションが確かにとれていた感覚」を語らせ、こうした確かな感覚が知らぬ間に、Aさんを先に述べたようなケアへと導いたのであろう。

また、住田さんへの説明に際して、そうしようと意識しなくとも、「理解してほしくないと思う言葉は早口になるか、難しい言葉を使うかどっちかになる」と言っている。このようなAさんの対応は、意識にのぼる手前で「視線が絡む」という運動志向性を感じとっており、それに促されるように〈身体〉が働き出していた、ということを物語っている。この場合の住田さんの「理解力」は、彼を観察して評価するといった思考によって捉えられたものではない。メルロ゠ポンティも述べているように「私が身体をもち、そしてこの身体によって私が世界にたいする手がかりをもっている」(24)のであり、「私が対象の状態を知るのは私の身体の状態を介して」(25)なのである。だから、住田さんの「理解力」は、Aさんが行なった彼への説明の仕方や内容そのものとして表現されている。つまりAさんの〈身体〉を介した看護ケアに、住田さんの「理解力」が映し出されていたといえよう。

2　手の感触が残る

一見「見ること」を意味するような「視線が絡む」という経験は、全身で相手にのめり込んでいくある種の〈身体〉の運動であり、これには皮膚「接触」のような感覚が伴っていた。そしてこうした接触感覚は、相手との一体感、つまりその他者との対の関係を導くと共に、相手のケアへと向かおうとする志向性を喚起していた。ここでは「手の感触が残る」という経験に注目して、この「接触」という感覚的経験について詳しく見ていく。

「手の感触が残る」という経験は、住田さんを亡くした後に「手」に浮かび上がってきた経験として語られた。ここで注目しておきたいことは、この「感触」が、住田さんがまだ生きていた頃の経験を語る中では登場してこなかったということである。住田さんと共に過ごしていたその時に、いくら彼に触れることがあっても、Aさんは自分の〈身体〉に感じとっている「この手の感触」に、あるいはそれが残っていることには、気づいていなかった。それに気づいたのは住田さんが亡くなってからであり、それが語られたのは、住田さんではなく横井さんを亡くした経験の中で、横井さんとの関わりを「思い出せるうちは思い出しておきたい」という、その記憶を探る中においてであった。

ここでは、共に過ごした患者の存在が、Aさんの〈身体〉である「手」に「感触」として残っていたという事実が何を意味するかを見ていくことにする。さらに、患者を亡くした後でなければこの「感触」に気づけなかったことの意味について探っていきたい。

Aさんは住田さんとの関わりの経験を、単に「思い出」、あるいは「記憶」と言わずに、「住田さんの手の感触」と表現した（第二章「存在の記憶」の項）。この「感触」は「ずうーっとずうーっと」と語られているように、Aさんの「手」に十分な期間、残されていたのである。こうした感覚が残されていたという事実は、Aさんにとって、住田さんの〈身体〉との関わりが特別な意味をもっていたことを意味しているのではないだろうか。

具体的な関わりを見てみよう。〈身体〉の触れ合いは、住田さんが端坐位をとれたという語りに多く見ることができる（第二章「可能性の実感」の項）。住田さんは重度の脳損傷のため、全身の運動機能のほとんどを失っていた。しかしながら住田さんは、「支え」ながら坐位をとらせ、枕を使って体が「倒れないようにバランスよく整え」ることで、その場を「パッと離れても」倒れないで坐位をとり続けることができていた。これを見てAさんは、

「人間坐ろうっていうことは自分の中でバランスを保とうとする意識」や「力」が働いており、住田さんにこのような「力」が「出てきてるんじゃないか」と考えていた。さらに、「支えようと思えば支えられるだけの能力がどこかに、手なり足なり体の中にある」のではないかとも言っている。このように毎日、住田さんと触れ合いながら関わっていたAさんには、住田さんの〈身体〉のどこかに何らかの「力」が残っていること、あるいは住田さんの〈身体〉から何らかの「力」が湧き出ていることを感じとれていたのである。こうした表現は、坐位をとらせようとしたときAさんの〈身体〉が知覚した、住田さんの〈身体〉の力の存在、を指し示していると考えられる。だからこそAさんは、住田さんを支える枕の位置や住田さんの姿勢を決めることができ、実際に彼は倒れることなく坐っていられたのである。

この関わりの間に、どれくらい住田さんと触れ合っていたかは定かでないが、彼の〈身体〉に触れる、そして支えとなるという行為は、幾度となく繰り返されていたにちがいない。住田さんを支えているときには、単に触れているというのではなく、相手との濃密な触れ合いを強く感じとっていたことであろう。それゆえ、彼の存在は、こうした触れ合いを繰り返す中で、Aさんの〈身体〉に確かな存在として刻み込まれていったのである。

他方で、横井さんの場合には、「手の感触さえも私は憶えてない」とAさんは言っている（第二章「存在の記憶」の項）。「最期の時（略）バタバタバタバタバタバタってケアに追われて、横井さん自身に関わった記憶っていうのがあまりにも薄い」「彼が自分と一緒に居たっていう感触をどこまで残せるかすごく不安」。そしてそんな状況に村口さんが入院して来てますます忘れてしまうのではないかと不安に思った、と言っている。そのため「手の感触」としては残っていなくとも、「記憶」に鮮明に残っているうちに「思い出しておきたい」という言葉を思わずもらしたのであろう。また、横井さんが亡くなったその時に、彼の母親が「嘘だぁ〜」と叫んだ声が「耳に残って」いて、それを思い出すのが辛いとも言う。

このような語りを見ると、Aさんにとっては、「手の感触」として患者の存在を残したほうが、「記憶」として憶えているよりも、「忘れてしまうのではないかという不安」をもたずにいられたようである。また「手の感触」は、より長期間にわたって安定して残されていた。このような「感触」は、患者と「関わり合えた」という印象をもてたとき、つまり、ただ「処置」などを介して関わるのではなく、患者と「触れ合った」という確かな感覚がもてたときに、より鮮明に残されていたのである。

では、この「手の感触」とはどのような感覚なのであろうか。「手の感触が残る」という表現からは、手と手が、あるいは手と〈身体〉のどこかが触れ合っているときの感覚であることは想像できるが、それが単に記憶として残るよりも鮮明に、また長期に及んで、Aさんの〈身体〉に残っていたというのである。ここでは「触れる」という感覚について、メルロ＝ポンティの記述を手がかりに考えてみる。

私は触わりつつある私に触わり、私の身体が「一種の反省」を遂行する。私の身体のうちに、また私の身体を介して存在するのは、単に触わるものの、それが触わっているものへの一方的な関係だけではない。そこでは関係が逆転し、触わられている手が触わる手になるわけであり、私は次のように言わなければならなくなる。ここでは触覚が身体のうちに満ち拡がっており、身体は「感ずる物」、「主体的客体」(sujet-objet)なのだ、と。(26)

また、メルロ=ポンティはこのような感覚を次のようにも述べている。

もし私が他人の手を握りながら、彼のそこにいることについての明証をもつとすれば、それは、他人の手が私の左手と入れかわるからであり、私の身体が、逆説的にも私の身体にその座があるような「一種の反省」のなかで、他人の身体を併合してしまうからなのである。(略)他人もこの共現前(comprésence)の延長によって現われてくるのであり、彼と私とは、言わば同じ一つの間身体性(intercorporéité)の器官なのだ。(27)

具体的な状況を思い浮かべながら、手と手が触れ合うまさにその時に、そこで何が起こっているかを見ていくことにする。例えば、住田さんとの「コミュニケーション」の一つに、まず住田さんと「握手」をしている状態を準備して、次いで彼に声をかけ、このことが分かったら手を握り返してもらうというのがあった（第二章「視線がピッと絡む」の項）。ここでは、住田さんが返す「手」の力の加減を見きわめようとしているのだが、この際、Aさんは彼の「手」を見ているのではなく「目」を見て、つまり視線の絡みを感じつつコミュニケーションをとろうとしていた。ここでの「視線が絡む」は、ものを見るという視覚の働きではなく、それとして自覚される手前で働き出している運動志向性を意味していることは既に述べた。

それでは、運動志向性のこうした性格を念頭に置きながら、手と手が触れ合うことに注目して、この時の状況を詳しく見てみる。まずコミュニケーションの場を確保するために、Aさんの手は住田さんの掌の内側に入り込む。住田さんの手に向かうAさんの触れる手が、彼の手に触れた途端、その手は触れられる手に変わる。そして、握手をしている状態になると、どちらが触れてどちらが触れられているかの区別は全く不明瞭になる。つまりここでは、触れている次の瞬間には触れられる感覚をもち得る状態にあるのだ。先に述べた「間身体性[28]」とは、このように「触れること」と「触れられること」の反転可能性により両者が区別できないような場における経験、「個別的な各自性の壁を越えて他者にまで拡がっている[29]」経験のことをいう。

Aさんが声をかけたとき、住田さんが「キュイ」と手に力を込めたことを、「反射」としてではなく「返事」として感じることができたのは、手と手が接触しているそこに力を感じたからというだけでなく、手の接触面を軸に、両者の〈身体〉が力動的に相互反転することによって、この間身体的存在が開かれたためと言えるのではないだろうか。つまり、私とも他者ともいえない間身体的存在が、「地」として働き出しているために、住田さんが返す手の力が浮かび上がり、そこに意味が与えられるのである。この際、力の込められるタイミングも重要なこととして語られているが、これについては、後に改めてとりあげる。

また、前に引用したメルロ＝ポンティのくだりに「触覚が身体のうちに満ち拡がって」いるとあるように、住田さんとの「視線の絡み」など、あらゆる原初的地層における〈身体〉感覚は、ある種の「感触」としてAさんの〈身体〉に痕跡を残していると考えられる。「私の身体は、同時にそのすべての表面とそのすべての器官でもって触覚経験に直面し、こうしてみずからのうちに触覚的〈世界〉の或る典型をもつのである」(30)。しかしながら、Aさんの語りではこの「感触」が残されている場が、身体のすべての表面とすべての器官ではなく「手」に限定されていた。それは、住田さんとのコミュニケーション手段として「手」が頻繁に用いられていたからであり、また実際に触れるという働きかけが積極的に行なわれていた場であったためであろう。こうして残された「感触」は全身に充満し、Aさんを包み込んでいたとも考えられる。Aさんが「優しい手の感触」に「癒され」たり「なごまされる」と言ったのは、このような〈身体〉に拡がる住田さんの存在を全身で感じていたためではないだろうか。つまりこの感覚は、「触れられる手による触れる手の反省」という動的な相互反転が、ケアを実践する者が逆にケアされるという関係の反転をもたらしたことにより経験されたものといえよう。

ケアを行なう者にとって「この世界で他の人と実際にかかわっている」[31]という感覚、つまり触れ合っていることがいかに大きな意味をもっているかは、メイヤロフによっても述べられている。この感覚は、ケアの実践によって自分が「場の中にいる（in-place）」こと、つまり世界の中に「自分の落ちつき場所」を得ているということであり[32]、またこのような場を与える「対象（他者）」は、「私の不足を補ってくれ、私が完全になることを可能にしてくれる」のである[33]。ゆえに、この他者は「私とその対象をともに肯定するという意味で、自分の一部」なのであり、私と「補充関係にある対象（appropriate others）」と呼ばれることになる。そして「場の中にいるということは、私と補充関係にある対象への私のケアによって中心化され、全人格的に統合された生を生きること[34]」となる。

さらにAさんは「ケアを実践して初めて」、つまり患者の〈身体〉に触れることによって初めて分かったことがたくさんあった、と語っている。例えば、「患者さん一人ひとりの個性」、あるいは「住田さんを分かっている人」と了解できるようになったのも、実際にケアを実践してからであったという。このことからも、「触れ合う」といういとなみが、その患者を了解することや、患者の存在を確かなこととして感じることの基盤として働いているこ とが分かる。なぜなら「触れ合い」は、同じ場を、同じ時間をともに生きることによっての み可能となる共時的な経験だからである。

これまで述べてきたように、患者と繰り返し「接触」することは、患者とAさんとが間身体性を経験する機会としてあったといえる。通常、この間身体性は、私たちの意識にそれとして現われることはほとんどないのであるが、ここに述べたAさんの場合は、患者を亡くしその人と触れ合うという交流が途絶えたとき、この間身体性が「手の感触」として浮かび上がってきたと考えられよう。つまり、患者の死は、隠れた次元が露わになるきっかけをAさんに与えたのである。またそれゆえ、残っている「手の感触」は、患者が生きていたときには意識に現われてこなかったのだ。

3　タイミングが合う

「視線が絡む」あるいは「手の感触が残る」という知覚経験は、ある種の時間を感じとっているような経験を孕んでいた。この経験は、例えば「視線が絡む」では、「ピッと」というように瞬時に起こっていることとして表現され、「手の感触が残る」では、声かけに対して「キュイ」と手に力が込められるという一連の時間の流れが、何らかの意味をまとうための手がかりとなっていた。Aさんはこうした時間性を、住田さんとのコミュニケーションの可能性に触れるなかで「タイミングが合う」と語った。

先にも述べたが、住田さんは他者と交流するためのほとんどの機能を失っており、医学診断上の神経学的所見として観察できていたことは、覚醒できること、痛覚刺激にわずかに反応を示すこと、および掌に触れたものを反射的に握ってしまうという不随意な把握反射のみであった。このような住田さんと何とかしてコミュニケーションをとろうとするAさんたちにとっては、声かけに対して住田さんが返すまばたきと握手の「タイミング」が重要な意味をもっていた。というのも、このタイミングによって、意思の働きが関与しないとされる「反射」的な動きと、意思の働きが関与している「返事」との識別がなされていたからである。しかしながらAさんには、タイミングよくまばたきが返ってきたと感じられても、そのまばたきは反射であって、これが偶然声かけと合っていただけかもしれないという思いが拭いきれない。タイミングとはそれほど微妙な感覚として受けとめられていたのである。それゆえAさんは、自分で感じとった「まばたき」や「握手」の意味について、「いろいろ考えられちゃう」と解釈の可能性を表現しつつ、あくまで「かもしれない」「私たちもそれ全部見つけてるわけじゃない」と、可能性に期待したくなる自分の気持ちをぐっと踏みとどまらせていた。そして自分たちのやっていることに対して「これでいいのかな、これでいいのかなって思いながらやってる」と自問自答を繰り返す。

このような態度は、事象の曖昧さに甘えず、感じとっているその事実から目を離さず見きわめたいというAさんの意思の現われであると考えられる。また一方で、そうでないと住田さんとの関係を自分から「閉じてしまう」ことになる、と恐れているのである。こうした状況にありながらも、住田さんの隠れた可能性を信じずにはいられない、いくつかの出来事に遭遇していた。

Aさんは、記録には残さなかったが、住田さんが一回だけちゃんと「笑った」のを見た経験があるという（第二章「可能性の実感」の項）。表情を変えることはほとんどできない状態であったが、ある日、ちょうどあくびをしかかっていたのを見かけたので大声で名前を呼ぶと、住田さんの口の動きが「ピタッて止まって」、それを見て「驚いたんやろ」と言うと、口角がわずかに上がったというのである。Aさんは、この口の動きを「『ニッ』て笑った」と受けとめた。

また、住田さんは自力で端坐位を保つことができた（第二章「可能性の実感」の項）。このような住田さんに「わーすごいスーさん、ひとりで坐ってるやん」と声をかけると、住田さんが「ひゅって首動かして、キョロって見る」という動きをみせた。そして、「声聞こえる人、目パッチンして」と言うと、住田さんがまばたきで「パチン」と返したという。Aさんはこれを、「返事」をしたと受けとめた。

いずれの経験も「ほんとに笑った」「ほんとすごい」と強調しているように、住田さんがはっきりと返事を返してくれたと感じられた、それもたった二回の「インパクトの強い」経験であった。しかしこのような経験を語りながらも、Aさんはやはり本当にコミュニケーションが確立しているかどうかは、「実はちょっと怪しかった」「私やっぱりそこでも判断がしきれなかった」と口ごもった。そして、これらの出来事を記録に残すことができなかったという。

なぜAさんは、確かなこととして受けとった経験的事実を、事実と断定するのにためらいを抱くのであろうか。ここには、コミュニケーションの成立に対するある種のこだわりが大きく関与している。

「視線が絡む」という経験は、コミュニケーションの成立をあまり意識させるものではなかった。どちらかというと、自分と患者という二者間の交流として、患者と「通じ合えている」ことが確かめられる経験として位置づけられていたように思う。一方、「タイミングが合う」ということは、コミュニケーション成立のためのひとつの手がかり、つまりAさんと患者という二人の世界にとどまらず、患者が他の看護師や医師、訪問客などとも確かな交流ができるための不可欠な手がかりになると考えられていたのである。そのため、「まばたき」や「握手」などを、視覚や触覚に訴えてくる動きや力と考え、これらを同時に何人かで観察し、客観的事実として確認することをTセンターではめざしていた。

しかし、「タイミングが合う」ということが確かさをもったのは、「視線が絡む」と同様に、村口さんとの「コミュニケーションが皆目とれない」ことを契機としていた。入院当初の彼女は、声をかけても「命令に応じることができない」「目パッチンしてくださいって言って、パチパチってやってくれるわけ」でもないという状態にあった。このような村口さんとのコミュニケーションの断絶を経験して改めて、かつて受け持った住田さんや横井さんとのコミュニケーションの確かさを、より確かなこととして実感したのである。

それは、Aさんの次の言葉に示されている。「住田さんにしても、コミュニケーション手段が確立されてなかったって思っても、やっぱりこちらの言ってることは理解してるのかなというような目の表情っていうのを感じて」いた。ここでは「視線が絡む」を「目の表情」と表現し、その表情を感じながら次のような事実を読みとっていたという。「瞬目のタイミングが合っているような」「声かけしたらちゃんと把握してて」「目を覗いたときに、目見ながら話をしたときに理解してくれてるっていう、私の方には全面的な信頼がある」。

このような住田さんと村口さんとの経験を比較しながら、「タイミングが合う」ことについてもう少し見ていくことにする。

まず、村口さんとのコミュニケーションが断絶していた経験において、次のような言葉に関する語りが数多く登場することに注目したい。住田さんや横井さんとは「言語によるコミュニケーションがしっかりあった」。「声かけしたらちゃんと把握してて」「こちらの言ってることは理解してる」。Aさんはこれらの経験的事実の確かさを、村口さんと関わって改めて実感したという。一般的に「タイミングが合う」とは、看護師側から患者に向かって何らかの「言葉」が送られる能動的な働きかけから始まること、と考えられている。この際の言葉は、「住田さん」「分かったら、目パチッとしてください」「口動かしてください」など、名前であったり簡単な質問であることが多かった。これらを患者が聞きとって、内容を「理解して」、返事を「タイミングよく」返す、という流れが成立していると考えられていた。

しかしながら、看護師の言葉かけに患者が応答するというこの流れに、Aさんは次のような疑問を持つ。「私がその不随意な動き（反射的な運動）に無意識に言葉だけ合わせてた」から、タイミングが合っているように感じるだけなのかもしれない。つまり、患者に言葉をかけるという一見能動的な働きかけは、単に看護師側からのみ始まっているのではなくて、それとは逆にこの言葉かけが、患者の動きに促されて発せられていたのではないか、というのである。このAさんの解釈に基づくと、「タイミングが合う」は、看護師が患者の不随意運動に合わせて言葉を発する、その「タイミング」によって成立していることになる。患者が看護師の声に合わせて返事をしているのではなく、看護師が患者の返事を先取りしてこれに合わせているというのである。しかし、仮に看護師が、患者の不随意運動にタイミングを合わせて声をかけていただけならば、患者の「まばたき」を見て「タイミングが合う」と感じたであろうか。

このように考えると、「タイミングが合う」とは、声かけに対して患者の「まばたき」がタイミングよく返ってきたという感覚と、「まばたき」に対してタイミングよく声をかけたという感覚の、どちらともいえない、あるいはどちらでもあるような感覚が、その一瞬の間に身を掠《かす》めていくようなこととして受けとめられていると考えられる。従ってこの感覚は、時計で計って何秒後に返事が返ってくるというように、一旦発せられた声が区切られて、そしていくらかの間があり、次にまぶたが動くという、時間の経過を一つずつ辿るような出来事として経験されているのではない。そうではなく、声かけの響きがまだ残っているその間に「まばたき」の動きが入り込んでくるような、Aさんの行為と住田さんの行為とが明確に区別できず両者が融合しているような、そんな感覚として受けとめられていたのであろう。

メルロ＝ポンティによれば、「他人知覚においては、私の身体と他人の身体は対にされ、言わばその二つで一つの行為をなし遂げることになる」[35]とされている。Aさんの場合でいえば、患者のまばたきの意味を読みとることは、彼女の声かけと患者のまばたきとが「対」になり、それらが一つの行為として把握されるような感覚的経験だということになろう。従って「タイミングが合う」とは、二人で一つの行為をなし遂げるその刹那に感じとられることといえる。逆に、「タイミングが合う」と感じられないときは、患者のまばたきがAさんの声かけと切り離されており、こうした状態における患者の行為は、対象化された客体の動きにしか見えてこない。そのような客体の動きにはその都度の意味が伴わないのである。

以上のように、「タイミングが合う」という経験は、ある意味で「言葉」を伴った対話ともいえる経験であった。たしかに植物状態患者は声を発するすべを持たない。しかしながら、既に見てきたとおり、見ることができる次元では「まばたき」が言葉にとって代わるであろうし、力を感じとるという次元においては、「握手」がこれに相当する。こうした〈身体〉に映し出されたある種の言葉といえるものが、前意識的な層における「視線が絡む」や「手の感触」という「触れ合い」の感覚を浮かび上がらせ、患者との交流を確かなこととして受けとめられるよう促していたといえよう。

またこの「タイミング」は、既に述べてきた運動志向性のいとなみを感じとった経験とも言える。例えば、患者のまばたきとタイミングが合ったときとは、Aさんの運動志向性が患者の志向性に導かれてそれと出会う瞬間を言い、この一瞬一瞬に互いの志向が触れ合い共振を起こしているのである。先にも触れたが、「ピッと視線が絡む」、声かけに対して「キュッて手握ってくる」という表現は、この一瞬の出来事のことを言っているのであり、視線が絡む瞬間、手に力がこめられるその瞬間には、同時に「タイミングが合う」という経験が感じとられているのである。

このような「タイミング」については、精神科医である木村敏も注目しており[36]、次のような興味深い記述が見られる。木村は、自らが治療した離人症患者の「タイミングがうまくとれない[37]」という言葉をとりあげ、これを精神疾患の一症状としてではなく、人間の存在の仕方を表すこと、として探究している。また、「タイミングとは、わたしが行為的に世界に関与するときにのみ、世界との接点に発生する現象である[38]」「自分の中のなにかを、自分に出会ってくるものの中のなにかと一致させ、同調させようとしている（略）その瞬間（略）この『なにか』の力に誘われるようにして行われる[39]」と、Aさんが患者の運動志向性のいとなみを感じとった経験に重なる表現が見られる。

次いで、「タイミング」を確認するための関わりが「本音のつき合い」になっていないという、Aさんのこだわりに着目してみる。「タイミングが合う」という交流は、Tセンターがめざしているコミュニケーションの確立には重要なことであるが、そのようなコミュニケーションの確立をめざした意図的な関わりは、ともすると「本音のつき合い」にならないのではないかとAさんは危惧している。先にも述べたが、Tセンターでは患者の表情の変化などをビデオやカメラに映し、これを他者にも伝えていく努力をしてきたが、そのように意図的に患者に関わったときに限って、期待した反応は見られなくなるのである。こうした経験からAさんは、患者が何らかの反応を出してくれるときは、スタッフが「下心なしで」「邪念なく」つき合ったときではないか、と言う。

植物状態患者との交流へと私たちを導いていたのは、意識される手前で動的に働きだしている前意識的な層であった。しかし、カメラなどを向けたときは、見る側が十分意識して「無理やり」反応を「引き出そうとしている」のであり、この場に参加している者の「目」はビデオやカメラと同様に、見えるものだけを見ようとする次元で患者を捉えていることになる。この際、看護師の知覚には意識的な層が厚く張り出してきており、前意識的な層を覆い隠していると考えられる。「本音のつき合い」のもとで「瞬間瞬間でそういう反応が出る」というAさんの言葉は、「本音」でつき合っているその瞬間が前意識的な層に分け入ることができているまさにその時であり、このようなつき合いができているとき、植物状態患者の住まう奥深い次元へと自らの〈身体〉を近づけることができていることを意味している。「本音のつき合い」とは、こうした前意識的な層における交流として感じとられたことなのである。そしてこの層へと分け入ることができるのは、Aさんが患者の反応の時間的な経過を「流れ星みたいなもん」と語っていたように、日常生活の中でほんの一瞬のことなのであろう。

加えて、コミュニケーションの確立をめざした看護師の声かけが「指示」や「命令」という関わりになっていることにも、Aさんは「これでいいのか」と疑問を投げかけている。Aさんも含めてTセンターの看護師たちはしばしば、患者が一度みせたふるまいや返事、つまり瞬時に通り過ぎていった返事らしき反応を、二度三度要求しているという。患者へのこうした関わりは、彼らが本当にそのようなふるまいができたのか、あるいはもう一度できるか否かという再現性を確かめているのであり、タイミングを合わせた返事が繰り返しできるようになることがコミュニケーションの確立には必要と考えられ、それを確認しているのである。しかしこの場合にも、看護師が行なう何らかの意図をもった確認作業、つまり「無理やりそれ（反応）を引き出そうとする」言葉かけに対しては、患者は応じないのである。

こうした意図的、指示的な関わりとは対照的に、とりとめもなく交わされる「雑談」は、知らぬ間に患者の回復に一役かっていることがあるという（第二章「実際的な関わり」の項）。例えば村口さんの場合は、医学診断により「言語機能を完全に無くした状態にある」

とされており、イエス、ノーの回答を期待することができなかった。というよりも、このような情報があったためか、無意識のうちに言葉による応答を期待するような働きかけをしてこなかったという。そのため、村口さんに関わる際には、返事を求めるような意図的な関わりではなく、その時に感じていることや思っていることを自然に話すという、Aさんが言うところの「雑談」になっていたのである。しかしながら、ここで行なわれていた関わりは単なる「雑談」ではなく、村口さんの〈身体〉固有の次元との交流の機会となっており、この交流が知らぬ間に繰り返されていたといえる。意図的でない「雑談」は、自然とAさんの意識的な層を取り払い、前意識的な層へと分け入る機会を与えてくれていたのである。それゆえ、Aさんの〈身体〉の運動志向性は、知らず知らずのうちに村口さんに導かれてゆき、そして村口さんに慣れてきて、彼女を「分かっている人」と感じられるようになっていったと考えられる。

雰囲気をつかむ

意図的な関わりによって植物状態患者との交流が閉ざされたのと同様に、受け持ち患者と看護師という二者関係に割って入ってくる他者の存在やまなざしも、この関係を別の次元へと変えてしまうことになりかねない。勤務を終えた後にも、横井さんの緊急手術や村口さんの初めての音楽療法を、「実際に見て」「プライマリーとして把握しておきたい」「ちゃんと自分の目で見ておきたい」と言って帰ることができなかったのは、受け持ち患者との関係の中でしか見えてこない何か、他の看護師が記録に残すこととは違う何かを感じとろうとするAさんの意思であるように思われる。

このような患者・看護師関係から看護師が感じとる知覚を、村口さんとの関わりをふり返りながらAさんは、「雰囲気をつかむ」と表現している。村口さんは医学診断によって、「大脳の左半球が大きく障害を受けており、言語機能を完全になくした状態にある」とされていた。村口さんに出会う前から聞いていたこうした情報が妨げとなったのか、彼女との「コミュニケーションが皆目とれない」と感じられ、彼女とのコミュニケーションは「無理なのか、分からない」とあきらめの気持ちを語るほどであった。このように、言葉かけによる返事が期待できない村口さんとであったからこそ、その場の、あるいは彼女がかもし出す「雰囲気」が大きな意味をもったのであろう。

出会ったばかりの村口さんとは、このようにコミュニケーションが断絶していたAさんであったが、彼女と一緒にいるうちに、次第に「双方で話していて楽しい」という雰囲気を感じるようになっていった（第二章「見えの変化」の項）。Aさんは何が自分にそう思わせているのかを、次のようにふり返る。例えば、村口さんと河田さんとを比較すると、声をかけたときの首の動きの大きさが違っているという。村口さんは「首ごと動かす」が、河田さんは「目だけチョロンと動く」ため、動きの大きい村口さんのリアクションのほうが「よく聞こえてて分かってる」ように思ってしまう。

他方で、村口さんよりも動きの大きい上木さんと比べてみても、やはり村口さんのほうが「分かっている」ように感じられる。上木さんは、村口さんよりも表情の変化が大きいばかりか、調子のいいときは頷いたり声を出したりニコニコ笑ったりもする。しかしながら、上木さんは笑っていたかと思うと、突如として「キンキンキン」と怒り出す。この上木さんの「怒り」の表出に対してAさんは、「なんで」と思ってしまい、「？」ばかりが浮かんでくると言っている。つまり、上木さんの表情は一見怒っているように見えるのであるが、それは「怒り」と受けとめられる以上に、「なんで」という違和感を感じさせる表情に見えるのである。一方、村口さんが泣いてしまったときには、「なんか悪いこと言ったかな」「ごめんな」という受け応えが自然にできてしまう。

患者が表出したその表現の意味を読みとる際には、身体の動きの大きさや表情の変化の大きさなどが重要なこととして取り上げられるが、前述のAさんの語りではそれ以上に、「双方で話していて楽しい」という、二人の関係から紡ぎ出される「雰囲気」ともいえるものが重要な意味をもっているようである。Aさんはこの雰囲気によって、患者との相互の交流の手応えを強く感じとっているのである。このような感覚は、患者の表情や動きを見るという視覚の働きを明らかに超えており、またこの雰囲気に促されるようにAさんのふるまいが決められていることも分かる。

本章「視線が絡む」の節においても述べたように、原初的地層においては、視線はものを見るという視覚に限定された働きであるよりもむしろ、運動志向性によってものに触れていくという、「実在するものへの或る歩みゆき[40]」を孕んでいるのである。このように考えると、患者の動きや表情から「楽しさ」や「なんで」という疑問を感じられるということは、患者の動きや表情のみを注視しているのではないことが分かる。

例えば、患者の首が何度動いたとか、顔の位置が何センチ横へずれたというように看護師には見えているのだろうか。もちろん、そんなことはない。患者の運動はコマ送りの画像のように、動くものの位置が変化するように見えるのではなく、ある意味をおびたものとして、あるいは「一つの事実[41]」として見えているのである。この一つの事実が、「雰囲気」という意味をまとっていると考えられる。逆に、この事実を首や顔の動きに還元して見ようとすると、位置の変化の大きさに視線が釘付けになり、いくら動きが大きくともそこからは意味が読みとれないということが生じてしまうのである。

ある動きが意味をまとうとき、「運動の地[42]」が背後に潜む。例えば、住田さんの場合は、一〇年以上にわたって「培われてきた」センターの看護師たち「みんなの目」が「地」として潜んでいたからこそ、意識障害スコアが低くても、「目を見たら何となくこっちの目と視線が合う」ことが見てとれた。つまり何を地とするかによって同じ景色を見ていても見え方

が異なってくる。そして、その都度の知覚の「地」の設定は私たちが随意に行なっているのではなく、前意識的作用によって、「いつも〈すでにそこに〉ある」[43]という決まり方をしているのである。

それでは「地」が背後に退くその決まり方を、Aさんの語りに戻って考えてみよう。Aさんは、自分と村口さんとを「隔てている壁はあまり厚くない、他の何人かの患者との壁よりも薄い」と感じている一方で、「上木さんのプライマリーさんは、上木さんのほうが壁が薄い」と思っているのかもしれないと言う。Aさんのこの語りの文脈からすると、「壁の厚み」とは、患者との関係の深さや馴染み具合を意味していると考えられる。

Aさんによれば、自分の受け持ち患者である村口さんとの関係は非常に濃密で、彼女がいやがっていても「近づかないわけにはいかない」というほどである。つまり、Aさんの〈身体〉の運動志向性は、ともに居合わせている村口さんに、それとは気づかぬ間に働きかけて触れていっているのである。見るのではなく、距離をもってもなお触れようとする働きが、村口さんとの関係を濃密にしている。このような濃密さが彼女との「壁を薄く」するとともに、彼女の表現していることをつかみやすくしているのである。Aさんによれば、こうした態度は、患者との関わり合いの中で「培われてきた」ものとして語られている。また、「慣れてきて」「私たちが分かってきた」「私たちの拾える部分が広くなってきた」という表現から、患者を見るAさんの次元も変化していることが読みとれる。

しかし、受け持ち患者でない上木さんとの関係は、村口さんに向かうときのようには濃密にはなっていない。上木さんに向かうAさんの〈身体〉は、まるで触れるのを躊躇し、距離をもってしか見られないようである。〈身体〉のこのような躊躇が、「壁が厚い」という感覚を引き起こしているのではないだろうか。

このように、〈身体〉固有の次元における患者への運動志向性が、気づかぬうちに患者のふるまいに意味を与えているのであり、「地」とは、この次元における関係の濃密さや馴染みによってその都度、流動的に決められているものといえる。

ここでもう一つ、患者の動きに対するAさん自身のふるまいにも注目しておきたい。Aさんは、受け持ち患者の村口さんが泣いたときには「何か悪いこと言ったかな」「ごめんな」という受け答えが自然にできるのに対し、受け持ちでない上木さんが怒っているような表情をしているときには「なんで」と思い、「?」ばかりが浮かんできてしまう、と言っている。この表現から考えると、雰囲気は患者のふるまいから知覚されていると同時に、自分自身のふるまいからも感じとられていることが分かる。ここでは、患者の表情を読みとり、これに応じて自分のふるまい方を決めるといったやりとりの流れが起こっているのではなく、表情の意味をつかむのが先か、受け応えが先かがはっきりしない、両者が同時に行なわれているような事態としてAさんには感じとられている、といえる。

こうして患者とAさんのふるまいとが一つの対になったとき、そこから雰囲気が意味をもって分泌されてくるのである。このように、自分で自覚する手前で〈身体〉が働き出しているることが、意味をつかむには重要であり、それゆえ、雰囲気は患者の動きや表情のみでは説明できないのであろう。

またAさんは、村口さんと一緒にいるとき「楽しい雰囲気を感じられる」から、彼女を「分かっている人」と思うことができる、と言っている。このような場合は、「雰囲気」が「地」として前意識的な層において働き出している、ともいえるのではないだろうか。私たちは気づかぬうちに、あらかじめ感じとれている「雰囲気」を手がかりに、現象に意味を与えているのである。Tセンターでは、「今日は患者さんごきげんです」と申し送りをしたり、「何となく元気がない」と言って心配をしている様子がしばしば見うけられる。このような看護師たちの意味づけは、地としての「雰囲気」によって押し出されたものであると考えられる。

表情が出る

これまでは、Aさんが村口さんと共にいる場の「雰囲気」を手がかりにしていることについて述べてきたが、一方で、Aさんから見ると、村口さんも雰囲気をつかんでいるとしか思えないようなタイミングで笑うことがあるという。村口さんは、そもそも言語を理解する能力を喪失しているにもかかわらず、話しかけるとまるで言葉が分かっているかのように、その場に合わせてタイミングよく表情を出すのである。そして、このタイミングで笑顔が表出されるのは、彼女がその場の「雰囲気」をつかむ力をもっているからではないかと言っている。

例えば、食事やおやつの時間にみられる村口さんの笑顔からは、彼女がケーキや和菓子などの甘いものを分かっているようにしか思えないという（第二章「見えの変化」の項）。しかし、自分たちが村口さんは甘いものが好きだと思っているために、お昼よってご飯を持っていくときと、おやつよってケーキを持っていくときとでは、こちら側の笑顔が違っているのではないかとAさんは言う。「私たちが、わぁケーキだ、ムラちゃんに食べさせよう、と思って近づくから、彼女は笑うのかもしれない」のであり、ケーキそのものよりも「ムラちゃんにケーキ見せてみたろぉーっていう、私たちのワクワク心を彼女が察知」するために、彼女は笑顔を出すのではないかと言うのである。

ここでの相互交流はケーキが媒体となっており、このケーキに対するAさんの、甘くておいしい、あるいは村口さんはきっと喜ぶだろうという思いが、Aさんの〈身体〉に表情として表れていることも、村口さんにとっては重要な意味をもっている。おやつの時、彼女はケーキを知覚しながら同時にAさんの〈身体〉表現を感じとっているため、この両者の意味の反映が彼女の笑顔となって表出されているのである。従って、ここでのやりとりは、甘いものが好き、または甘いものはおいしいという思考が村口さんの「笑顔」を導いているのではなく、Aさんが表現する「ワクワク心」と村口さんの笑顔が対になってその場の「雰囲気」をつくっているのであり、そのため、村口さんの「笑顔」が表出されるタイミングは、まるで言葉を聞き分けているかのように感じとられるのであろう。

それでは、Aさんはなぜ「ワクワク心」を抱くのであろうか。それは、村口さんとのこれまでの関わりの中で、Aさんが「ワクワク」するような経験をこのような状況において経験してきたためであろう。つまり、「ワクワク心」を引き起こすような「雰囲気」を、そのような気持ちになる手前で、この状況からすでにAさんは感じとっているのである。

このような「雰囲気」は、ある意味で漠然と知覚されているのであるが、一方、こうした知覚経験の繰り返しは、Aさんをある価値観や態度、さらに行為へと導くことにもなっている。それは、名前の呼び方にこだわるAさんの語りに見てとれる。

Aさんは、患者に慣れてくると自然にその患者の呼び名が決まってくる、と語る（第二章「患者の価値」の項）。「私、あの人と関わっていくうちに、この人スーさんとしか呼べないような気になってくるんです」「彼の中からそう呼ばざるを得ないような、たぶん、雰囲気、感覚があるのかなあ」と。このようにAさんは、患者との関係から自然と決まってくる呼び名で患者を呼ばないわけにはいかなくなる。

しかしながら、Aさんのこうした呼び方は師長たちには受け入れられにくく、患者の尊厳を守るために苗字に「さん」をつけて呼ばなければならないと注意を受けることになる。これに対してAさんは強い抵抗とこだわりを持ち、患者の尊厳を守ることは形式的な約束事を守ることとは違うと悔しがる。Aさんにとって患者の名前をどう呼ぶかは、単なる呼び方という形式的なことではなく、ゆずることのできない本質的なことなのである。

ところで先に述べた、名前を呼ばれる側の「雰囲気」に導かれるとはどのような事態なのであろうか。まず、患者に「関わって」「慣れて」くると自然に呼び名が決まるという表現に注目してみる。患者に「慣れる」ことで決まってくることは、何らかの意味が生成されてくる現象であるといえる。こうした現象は、すでに述べたように相手と一つの対になることによって可能となる。ではAさんは、何をどのように感じとっているのであろうか。

別の語りを見てみると、Aさんは「彼（住田さん）の中からそう呼ばざるを得ないような、たぶん雰囲気、感覚がある」という表現をやや躊躇しながら用いている。「雰囲気をつかむ」というと、一見、患者の中にあらかじめある何かをつかみ取ってきているような印象を受けるが、ここでは漠然と「雰囲気」と言っているだけで、これを感じるとも何とも言っていない。むしろ、雰囲気をそのまま名前として呼ぶというような奇妙な現象が見てとれる。つまり「雰囲気」は、〈身体〉ごとその状況に属すことによって、あるいはその患者と対になることによって、そこから生み出されてくるものなのである。それゆえ、何かあるものをつかむという表現ではなく、「スーさんとしか呼べない」と語られたのであろう。
ここで生み出されているのは患者の「呼び名」であり、このように考えると、雰囲気は感じとられることとしてあるのではなく、「呼び名」として発せられる表現そのものの内に宿されているものといえる。

先に述べた「タイミングが合う」という交流は、患者とAさんとが同一の時間に住まい、知らず知らずのうちに意識的な層が取り払われるその瞬間に、二人の行為が一つの対となり共振しているような感覚をもつことであると考えた。また「雰囲気をつかむ」は、何かを捉えたりつかんだりする感覚ではなく、患者のふるまいとAさんのふるまいとが一つの対になったときに、あるいは患者についての知覚がAさんの〈身体〉ないし表現に映し出されたときに、ここから分泌される意味として、感じとられていることと考えた。つまり、「タイミングが合う」ことと「雰囲気をつかむ」ことは、二者間の関係を支えるような対の現象から生成されてくる感覚であるといえる。また、これらの感覚的経験は、既に述べた「視線が絡む」ことや「手の感触が残る」というような、ある種の接触経験の「地」として働き出し、患者との関わりを開かれたものにしているといえる。

4 交流が成立する基盤

ところで、これまで見てきた原初的地層における経験は、出会ったばかりの患者との関係において感じとることは困難であったし、またすべての患者との間で感じとることができるわけでもない。始源的な次元における交流の可能性は、Aさんの言葉で言えば「馴染む」あるいは「慣れる」ことを契機としている。ここでの「馴染む」とは、長期間共に過ごしたためにその場に、あるいはその人にただ慣れたということとは少し意味合いが異なっている。例えば、受け持ち患者とそうでない患者とでは「隔てている壁」の厚さが違うように、馴染むことは、患者との関係が変化することと大きく関係していた。それでは次に、Aさんが受け持ち患者に、あるいは受け持ち患者と共に生活している空間や状況に馴染んでいくことの意味について考えてみたい。

Aさんには、就職してから三人の植物状態患者を受け持った経験があった。最初に出会った住田さんは、それまでのプライマリーナースからの引継ぎであったため、「培われてきたみんなの目」が「ストレートに伝わって入ってきた」と言っている。次の横井さんと三人目の村口さんは新たに入院してきた患者であったため、「おつき合いの仕方」、あるいは「名前の呼び方」などに戸惑いを感じたという。ここでは、互いに馴染むことがいかなるいとなみであるかを、出会った当初、コミュニケーションの遮断をことさらに強く感じた村口さんとの関係から見ていくことにする。

「慣れない人を見ると急に泣き出す」村口さんの入院時の状況は、泣き顔になった村口さんとそれに戸惑うスタッフとの対面に見てとることができる。入院時の診察をした男性の医師を見て泣き出してしまった村口さんを見てAさんは、「彼女は男性に弱いのだろうか」と思ったと言い、他方で、若い男性看護師を見て笑ったのを見て、「当たり前じゃん、女の子やしなあ」と感じたと言っている。このように、表情の一つひとつの意味を丹念に見きわめ、少しでも村田さんのことを知ろうとするAさんであったが、どうしても次のような戸惑いを隠せずにいた。これまでAさんは若い女性患者とつき合ったことがなかったため、どのように「お近づきになっていいのか」、どのように関わったらいいのか見当がつかず、「名前の呼び方」から戸惑ってしまっていた。それというのも、前に受け持った横井さんのとき、名前をスムースに呼べるようになった頃に、横井さんの笑顔もストレートに出るようになり、これを契機に互いに馴染んだと感じられた経験をしていたからである。Aさんにとって「患者の名前の呼び方」が定まらない時というのは、その患者と関わっている手応えが感じられず、馴染めずにいる状態であるといえる。また、村口さんに対する戸惑いとして決定的だったのは、「コミュニケーションが皆目とれない」「分かってるかなっていうか、手応えが全然ない」「目覗いても（略）通じてないようなっていう印象のほうが強かった」と感じてしまったことである。これまでに見てきた「視線が絡む」「手の感触が残る」「タイミングが合う」「雰囲気をつかむ」という経験は、この時点での村口さんには感じられなかった。

他方で彼女は、嚥下機能は良く、咀嚼もちゃんとでき、表情も豊かであり、見える次元の力はある程度もっていた。しかしながら、住田さんに感じた確かな交流の手応えとその奥深い次元を垣間見てきたAさんにとって、見てとれる次元の能力をいくら村口さんに確認できても、関われているという手応えが感じられなかったようである。Aさんには、村口さんの「本心がよく分からない」のであり、「閉ざされたところ」があるような感じを受けざるを得なかったのである。

このような村口さんとの交流の呼び水となったのは、彼女の「笑顔」や「笑い」であった（第二章「癒し」の項）。村口さんは表情が非常に豊かであり、看護師の働きかけに対して笑顔を見せることができていた。患者の「笑い」についてAさんは、「笑顔が多いことは悪いことじゃないと思ってるから、できるだけ笑顔を多く、日中笑って過ごせることの多いほうがいい」と語っている。このように「笑い」が主題となってとり上げられるのは、Tセンターならではであろう。センターのほとんどの患者は、僅かに表情を変えることすらかなわない人が多い。こうした状況の中で、患者の最も確かな表情変化は「笑顔」であった。言葉を操ることができず、気持ちを伝えることが困難なセンターの患者であっても、笑顔は比較的容易に意味を伝えてくれるのである。そのため、看護師たちはなんとか患者に笑ってもらいたいと思って、いろいろ言葉をかけたり、患者の前で踊ってみせたりして笑いを誘っているのであった。そんなとき、不意に「タイミング」よく患者が顔をほころばせる、そこに笑いを見てとることができるのである。

またセンターの看護師は、自分の行なっている関わりや判断が、「こちらサイドの独りよがり」に陥ってはいないかという「危機感」をもちながら患者に関わっているという。そのため、声かけに対して患者が「笑った」という事実は、看護師が患者と「お互いに同じ場を共有する」という「共感」を得る機会になっており、これが自分たちの癒しにもなっているとAさんは語る。

しかし、入院当初の村口さんの笑いについては、「楽しい、嬉しいという意味をもった笑顔であるとは言い切れない」「自信がない」と言い、村口さんとの閉ざされた関係が続いていることを自分に言い聞かせているようであった。そのため、「こちらでこうかな、こうかなと思いながら情報収集している期間」「何が引き出せるかちょっと考えないかん」と、自問を繰り返していた。

村口さんの見え方に変化が見られるようになったのは、彼女と出会って三ヵ月半が過ぎた頃であった。次第に、「通じてきている気がする」「こちらが発する言葉を分かっている」と感じられるようになってきたのである。それは自分たちが「慣れてきて、彼女はこういうところも分かるんだ、こういうところも見えているんだって、私たちが分かってきたのかなと思う」「ムラちゃんが分かってきたんじゃなくって、私たちが彼女を分かってきた」「私たちの拾える部分が広くなってきた」ために生じてきた変化である、とAさんは語る。「双方で話していて楽しい」と感じたり、村口さんがケーキを見て笑ったり、おまんじゅうをパクッと食べたという自発的な行動を見たのも、この頃であった。

村口さんと出会って四、五ヵ月を過ぎる頃になると、Aさんは「思いこみを排除」しても彼女が「分かってきている」としか思えなくなったという。「彼女は変わってなくて、私たちが彼女に近づいてきて、よりはっきり形が見えてきてる」と言い、自ら納得するように「うん」と頷いた。それまでのAさんは、「私たちの力で」患者さんの何かを見つけようとか、患者さんから何かを引き出そうとしていたのだという。しかし、村口さんと関わり馴染んでいくうちに、意識的な関わりが退いて、「彼女を変化させてる、良くさせてるんじゃなくって、私たちのほうから、彼女が今出してるものを拾い上げられる」というように変化して、逆に「私たちが養われている」と感じるようになったという。

以上、村口さんに「馴染んでいない」と感じていた頃から、次第に「馴染んできた」と感じていくそのプロセスを見てきたが、次に「馴染んだ」というAさんの感覚を押し出している背景に注目してみたい。

まず馴染んでいない頃、あるいは村口さんに出会う前まで、Aさんは患者から何かを「引き出そう」「見つけよう」と思っていたという。Aさんの語りの文脈には馴染まない「情報収集」という表現が使われていたことは、注目に値する。つまり馴染んでいない頃は、距離をもって観察したり、家族に話を聞いて情報を集めるというように、意識的な層でしか患者を知るすべがなかったため、患者を何とか自分たちのところ（意識の次元）にまで引き上げようとしていたと考えられる。しかしながらこのような態度は、村口さんの生きられる次元をますます覆い隠してしまうことになった。それゆえ、入院したばかりの村口さんは、意識的な層において客体として眺められ捉えられていたのであろう。しかし、このような次元で得られた情報のみで患者の実存に迫ることは不可能であった。

他方、馴染んでくると、「私たちが（患者に）近づいてきてる」「見える」ようになったと語っているように、Aさんの側の見え方に変化が生じ始めてきた。このようなAさんの患者へ向かう態度は、先の馴染んでいなかった頃とは逆である。つまりまだ馴染んでいなかった頃は、患者から何かを「引き出そう」としていたと言っているように、患者を自分の側に引きよせようとしていたのである。それゆえ、Aさんの志向性は患者に触れることができずに、自らのもとに留まっていたと考えられる。しかしながら、次第に自分の側から患者に近づいていこうとする態度へ、すなわち村口さんの志向に促されるように、Aさんの運動志向性が村口さんへと導かれるようになっていく。ここに患者とのより根源的な交流が生まれ、「通じた」という手応えをAさんに感じさせたのであろう。このようなAさん自身の態度の変化、つまり見える次元の変化によって得た「通じた」という手応えが、いつのまにか「馴染む」という感覚をAさんに抱かせることになったのである。

それではなぜ、村口さんとの関わりにおいて、自分から近づいていっていることに気づけたのであろうか。考えられることとしては、村口さんは医学的な診断において、言語野を機能的にも構造的にも完全に失ってしまっており、半永久的に言語的なコミュニケーションが不可能とされていた。Aさん自身も当初は、その診断を信じていた。しかし村口さんに馴染んでいくと、この診断をことごとく否定するような行為を、村口さんに見つけるようになってきたのである。このような村口さんを見て、自分が入院当初、彼女のことを「分かっていない人」と見てしまったのは、診断というフィルターが自分の目を覆っていたからであると気づいたのである。そして自分から村口さんに近づけたという実感、つまり覆っていたフィルターがとれたという感じは、まさにAさんが前意識的な層へと分け入ったそのことを意味しているのである。

「馴染む」ことが患者と通じ合っている感覚へと促していたのであるが、この感覚が患者との一体感をいかに強く感じさせていたかは、患者を亡くしたAさんの語りから読みとれる。それでは本章の最後に、住田さんとの死別をAさんがどのように経験していたかについてふり返ってみる。

住田さんは、約二ヵ月間の「がん」との闘いの後に、いのちの幕を下ろした（第二章「流浪の看護師」の項）。その時、Aさんは「ああ、終わっちゃった」とだけ思った、と言った。「次の日とか仕事で職場に出てきたときに、ようやくいないんだっていう実感が出てきた」のだと語る。Aさんにとって住田さんが亡くなり、病棟からその存在が消えてしまったということは、二ヵ月間、病棟が一丸となって「臨時体制」をとってきたその状況がなくなることであり、それは昨日まで住田さんとともに属していたその世界の「雰囲気」が別のものへと変化していくことを意味している。これらの変化はAさんに、住田さんの存在の大きさを改めて感じさせた。

住田さんを亡くしたAさんは、自分のことを「流浪の看護師」と呼んだ。Aさんの語りによれば、「流浪」とは「特定の患者につかなくなる」ことを意味するようであるが、それ以上に大切な何かを失ったことを意味しているように思われる。ここでは「虚無感」という言葉に注目したい。「ケアしててもふっと、そのもういない人のことを思う」「その人がいなくても、それ以外の患者のケアはふつうに滞りなく進んでいく」。このように語る中で、「虚無感とかじゃないんだけど」という表現がAさんの口からこぼれ出た。「ないんだけど」と言ってはいるが、この言葉は、いないその人のことを思いつつも、普段どおりその日に担当した患者のケアを続けているAさんの、寂しげな姿を思い起こさせる。住田さんとの確かな交流の事実を語っていた頃とは、何か調子が違っている。仕事をしている途中で、亡くなってからの時間の流れの中に「パーッと」割り込んでくる住田さんの存在に「きついもんがあります」、と言っていることからもそれが窺える。

Aさんは看護実践の中心にある患者の存在を失って、このように「虚しさ」を表現したのであった。

メルロ＝ポンティはこのような他者のことを、次のように記述している。「私自身にとっての私と、他者自身にとっての他者とは、（略）他者にとっての私と、私自身にとっての他者という地から浮き出てくるのでなくてはならない。私の生は私が構成するのではないひとつの意味をもたなくてはならない」[44]。Aさんにとって、「ひとりの看護師という私」の存在は、常に「私」ではない他者、ここでは住田さんとの関わり合いの中で押し出されてくる「私」だったのである。そのため、住田さんを亡くしたことによってはじめて自分自身が、住田さんとの関わりにおいて「ひとりの看護師としての私」という意味をもつ存在であることに気づいたのであった。それゆえ、住田さんを亡くしてしまった自分自身の存在が、まるで住処を持たずにさまよい歩いている流浪の者のようにイメージされたのであろう。

ここで、住田さんとの関係をふり返ってみると、Aさんは住田さんと居合わせる二人の状況に身をおき、その「雰囲気」を「地」として豊かな意味を感じとっていた。そこでは互いに、交わり含み込まれるように相手と触れ合い、その存在の確かさを感じとり、互いの存在を支えていたのである。このような交流は、前意識的な層における「運動志向性」に促されたものであり、Aさんはそれとは気づかずに、瞬時瞬時にそれを感じとっていたのであろう。Aさんにとって住田さんの死は、互いに交わり含み込まれるように一つの対として存在していた、そのような他者を喪失してしまったことになる。それゆえ、住田さんの死によってそこに露わになってきたのが「手の感触」であり、「フラッシュバック」であったといえる。

このように、見えない次元のいとなみが看護ケアの根底に存在し、つねにそれを生み出し続けていることを、Aさんの経験は私たちに教えてくれるのである。

第四章　臨床のいとなみへのまなざし

1　探究プロセスのふり返り

経験してはいるけれども、それとして気づかないでいたこと。こうした経験は、既に述べてきたように、その事実が私たちの目にはっきり映し出されないために、意識や自覚ができずにいる前意識的な層のいとなみであった。この層は、実存の奥深い次元における〈身体〉と世界との対話によって分泌され、つねに動的に生み出されつづける意味でもある。それゆえこの層は、〈身体〉固有の次元、あるいは始源的な層と呼ばれる。

本書で試みてきたことは、ひとまず見えていること、語られたことを手がかりに、こうした次元へと分け入り、そこで起こっていることを記述することであった。

しかしながら、この隠れた次元は、それを垣間見る手がかりが得られたからといって、すぐさま開示できるわけではない。植物状態患者の看護経験の内に前意識的な層が宿っているからといって、看護師が語った経験を忠実に再現しただけでは、この次元に触れることはできないのである。

クワントも、現象学的方法についてのおおかたの記述が、私たちに現われるとおりの所与を単に描写しただけのものであり、これでは簡略に過ぎて不適切であると述べている[1]。というのは、私たちが自覚している経験は、生み出されてきた経験の結果であって、生み出されつつそこで起こっていること、つまり前意識的な層における〈身体〉と世界との対話そのものではないからである。

例えば、看護師が植物状態患者との関わりの内で感じとった彼らの表情を、「穏やか」と受けとめ、これを自覚することができたとしても、それは知覚経験の結果であって、この経験がいかに生み出されてきたのか、そのありさまに立ち会いこれを言語化することは難しい。従って、知覚経験の結果をそのまま言語化し、記述するに留まるのであれば、相変わらず隠された次元は蔽《おお》われたままになっているのである。

それではどうすれば前意識的な層における経験を、そのものとして押し出すことができるのであろうか。今回のアプローチでは、僅かながらでもこの次元に迫れるよう、経験の当事者である看護師との自由な「対話」を試みた。メルロ＝ポンティによれば「対話の経験においては、他者と私とのあいだに共通の地盤が構成され、私の考えと他者の考えとがただ一つの同じ織物を織り上げる」[2]のである。こうした「対話」への参加によって私たちは、自分自身から解放され、さらに自分が抱いていることさえ知らなかったような考えを引き出したりもするのである。この考えに基づけば、対話によって生み出された「語り」のうちに、意識的な反省によっては気づけない前意識的な層における経験が、僅かながら潜んでいると考えられる。

対話という方法

ここでは、そのような前意識的な層におけるいとなみが、対話によっていかに語り出されたかについて検討することから始めたい。まず、Aさんが驚きながら語った「今思えば」という表現に注目してみる。「今思った」こととして語られた経験は、確かに過去の私が経験した出来事であるが、それは過去そのものではなくて、「今」という瞬間のうちに語りながら解釈され、捉えなおされた過去といえる。それゆえ経験は、過去の「その時」に感じたこと、あるいは知覚したことと矛盾していたり、その時には全く気づかなかったこととして語られたりもするのである。

仮に語りによって表現された経験が、過去のその時に感じたこと、あるいは知覚したことそのままであるとしよう。もしそうならば、私たちはつねに、経験したことを自分の中のどこかに蓄積していることになる。私たちの経験は形を変えないで蓄積され凝固する。そして、いつでも必要なときに同じ形で取り出されることになる。私の探究していた経験がそういったものであるならば、あえて対話をする必要はなかった。というのも、変形されていない過去の事実そのものが求められるのならば、出来事が起こったその時に書き留められた看護記録などのほうがデータとしてふさわしい。しかし記録は、その時に自覚できたことをある形式に則って、あるいは専門用語を用いて簡潔に書き留めたものである。そのため、そこに経験の豊かさや厚みが織り込まれていることはほとんどない。言うまでもないが、こうした記録のうちに、前意識的な層がその姿をみせてくれることは期待できないといえる。

また、経験しているまさにその時に気づかないでいたことを押し出そうとしているのであるから、行なったことやその経験を自ら反省的にふり返るのも効果的ではない。既に述べた通り、〈身体〉固有の次元におけるいとなみは、つねに動的に生み出され続けているという意味において、未完結で開かれたものであり、その経験は、そのまま蓄積され固定されるものではない。経験を過去の一つの出来事として措定することは、経験を凝固し、閉ざされたものにしてしまう。こうした経験からは、新たな意味は紡ぎ出されてはこないのである。

実際の語りを見てみよう。例えばAさんは、住田さんの大痙攣に遭遇した経験を語る中で、「今そんな気がした」「その時には全然そう思わなかった」と驚いている。このことから分かるように、語られた経験は過去のその時の経験そのものではなく、「今」を起点にパースペクティブ的にまなざしが向けられ、「今」において捉えなおされた過去なのである。したがって、対話によって語られた経験は、「今」まさに生み出され続けている開かれた経験であり、こうした経験の語りには厚みを帯びた時間を垣間見ることができる。逆に言えばそれだからこそ、同じ出来事を語っても相反する経験として表現されたり、戸惑いや躊躇から自由になれないのである。また、日常語で言語化することが困難な経験であったからこそ、「視線が絡む」のような比喩的な表現として語られたのである。

語りに見られる比喩的な表現は、単なる比喩というのではなく、そうとしか表現できなかった〈身体〉固有の次元におけるいとなみの言語化とも考えられる。第三章でも述べたが、目で見たり耳で聞くといった、諸感覚機能が分化して働き出している経験を語るのであれば、敢えて比喩的な表現を用いなくとも容易に言語化し、伝えることができよう。ところが目で物に触れる、耳で何かを見るといった感覚が交差した共感覚的知覚は、日常語によってうまく言い当てることは難しい(3)。それゆえ、比喩と思われるような表現でしか語ることができないのである。Aさんは躊躇しつつ、幾度も言葉を換えながら、何とか自分の知覚経験を意味する表現にたどり着こうとしていた。こうした表現が、前意識的な層における経験を伝える言葉になっているとは限らないが、このような語りの内にそうした経験が僅かながら姿を見せてくれているように思われる。

このように、ここに見られる対話による語りは、共感覚的知覚がいかに「両義的(4)」で言語化しにくいものかを示す重要な資料であり、こうした語りこそが、前意識的な層に分け入る手がかりになっていると考えられる。それゆえ本書では、このように一見矛盾した、あるいは戸惑いながら表出された語りが重要な意味を孕んでいると捉え、これに注目して記述を押し進めることをめざしてきた。

ところで、このように両義性をもった知覚経験が、明瞭な意味をもつ概念に集約され説明されるとするならば、そこに内在する両義性は見失われてしまうであろう。知覚経験が分類やカテゴリー化によらず記述されなければならないのは、こうした経験の性質ゆえであり、記述的に押し出されることこそが、その経験の意味の発見といえるのである。

経験のたずね方

前意識的な層における経験を語りの内に押し出そうとする場合、あらかじめ質問する内容が決められているようなインタビューでは意味をなさない。同様に語り手も、あらかじめ語る内容を準備しているのではなく、その都度語りながら、その語りに促されるように経験を生み出していくのである。

この際、留意しなければならないこととして、経験のたずね方をとりあげておこう。現象学的アプローチのインタビューにおいては、しばしば"in-depth conversation"が期待される、と書かれている。(5) この言葉の意味は、深く相手に入り込んだインタビューと考えられたり、経験をより詳細に掘りおこすことと捉えられたりしている。それゆえ、私たちインタビュアーには、「もっと突っ込んで」「さらに詳細に」その時の経験を聞き出すことが期待される。

しかしながら、語られた内容を細かく確かめていく作業は、語り手に自らの経験を分析させてしまうことになりかねない。こうした作業によって語られた経験は、自然に生み出されて解釈されたものではなくなり、意図的に思い出され、分解されたものになってしまう可能性がある。

今回行なったインタビューでは、Aさんに自分の経験を分析的に反省することを要求しなかった。例えば、一つの出来事の内容を分解して、一つずつ細かくたずねていくという作業は行なわなかった。そうではなく、「芋蔓式に出てくる」というAさんの言葉が象徴しているように、語り合うことによって自然に生み出されてくることを聴き、そうした経験に私自身の〈身体〉を沿わせるという姿勢を貫いた。例えば、語り出されている言葉のリズムに共振するかのように、身体を揺らす頷きなどがそれである。こうした姿勢は、経験が過去の固定化された事実として抽出されてくるのではなく、語られる中で生み出されてくるという特徴をもつことからも、重要であったと考えられる。

またAさんの語りを聴きながら、私のうちにごく自然に湧き上がってくる言葉は、その都度表出するようにしてきた。というのも、私がここで行なったことは単に聴くというのではなく、対話をすることであったためである。それはひとりで語ることとは意味が違う。つまり発せられた言葉は、その相手との関係の内に呼び覚まされた言葉であり経験なのである。このようなインタビューにおいて、自分の語ったことなのか、相手の語ったことだったたのか、その区別さえつかないほどに引き込まれ夢中になった時に、対話といえる経験が生成されることになる。こうした対話において、対話者同士はいわば主客未分化な状態にあり、二つの主観から二種類の言葉が交互に発せられているというより、一つの間身体性から一つの言葉の運動が生成されていたことになるのである。(6)

語りはこれを聴く他者の存在によって、その内容が異なることはこれまでにも述べてきた。今回のインタビューにおいても、私という聴き手の存在は、Aさんにとって、また、経験を語ってくれた看護師たちにとって大きな意味をもっていたと考えられる。それは、彼らの語った経験が、個人の内に沈黙し宿されていた経験であり、私のような聴き手が関心を示さなければ語られなかった可能性があったからである。というのも、彼らの語ってくれた経験の多くは、科学的な裏づけがなく、個人の思い込みとされてしまうような、さらには記録に残すことをためらうような経験であった。それだからこそ、これを開示するための他者の存在が必要であった。このように、聴く者がいなければ語られなかった、あるいは語るのを躊躇するような経験は、対話によって生み出されたものともいえる。

またインタビューにおいてAさんが、患者との経験を「話し尽くすことができた」のは、私と問題意識が非常に近かったためであると考えられる。これは、私自身もAさんの語りを聴くたびに、その内容に強く惹かれ、またその雰囲気の中に引き込まれるような経験をしていたことからも理解できる。ソレルも述べているように、現象学的アプローチによるインタビューは行なうのではなく、インタビュアーと回答者とがともにその対話に参加しているのである。(7) このことはインタビュー終了時にAさんが、インタビュアーである私が「同じ看護師であり、植物状態患者のケアを行なった経験があり、Tセンターの事情をよく知っていたために非常に話しやすかった」、そして語りながら「自分の経験してきたことが整理できた」と述べていたことからも、納得できる。クラインマンも言っているように、「われわれの多くは、自分自身の考えを、われわれ自身と同じくらいに重要な反応をしてくれる人びとに語ることによって理解する(8)」のである。インタビューにおいて聴き手は、このような立場にあることが期待される。

インタビューをすべて終了したときにAさんが、「すっきりした」「治った」「吐ききった」とコメントを残していることにも注目したい。「治った」という言葉が発せられたのは、ちょうど横井さんを亡くした直後からインタビューが行なわれたことにも関係していると思われる。Aさんは横井さんのことを「思い出せるうちは思い出しておきたい」と言い、自らが横井さんの存在の証人になることの意思表示をするとともに、これを私と共有しようとしていた。このように、インタビューに参加した両者が、生きられた経験の新たな意味に気づくことを介して出会ったとき、聞く、あるいはストーリーを物語ることによって、カタルシスが経験されるのである。(9)

こうしてふり返ってみると、対話としてのインタビューは、植物状態患者とAさんとの明示的には見てとることのできない交流が、私とAさんとの対話の中でそれとして生成される場であった、と考えることができる。つまり、私とAさんとの対話の成立が、「対」の関係にあった患者とAさんとの、〈身体〉固有の次元における動的ないとなみを動的なままに押し出す、という構成になっていたのである。

現象学的記述

次に、現象学的研究における記述についてもふり返ってみたい。今回の探究において特徴的であったことは、方法論についての検討が、記述者となる私の開かれた自己反省を押し進めていたことにある。第一章でも述べたとおり、本研究は私が看護師であったときに抱いた関心を探究するというものであった。現象学的アプローチの原動力は、探究者の日常的かつ実践的な関心、あるいは看護師としての自らの態度を問うことであると言われている[10]。私にとっての関心は、すでに述べてきたように、植物状態患者と看護師との、はっきりとは見てとれない関係がいかなるものであるかということであった。この現象がいとなまれている次元は自覚的に捉えることができないため、どのような性格をもった現象であるのか、どのようにアプローチすればよいのかを考えあぐね、その過程で臨床生理学的方法やグラウンデッド・セオリー・アプローチによる接近を試みるという経過を辿ってきた。この中で私は、約六ヵ月間にわたって植物状態患者の看護を「実践」してきた。またその過程で、Aさんを含めた一一人の看護師と、植物状態患者の看護経験について「語り合って」きた。こうした経験は、私がこだわり続けていた「目には見えない関係」をふり返る機会となっていた。

このような「実践」と「対話」という機会は、いずれも最終的に「記述者」となる私の視点を定める重要な経験としても位置づけることができるだろう。つまり、インタビュアーであり記述者であった私が植物状態患者のケアを実践し、この経験についての対話を重ねる中でこれをふり返る経験をしてきたことは、語りの、そして記述の確かさを高めるという意味において重要であったと思われる。

例えば、Aさんと私との対話の中で語り出された経験は、全く知らなかった経験というのではなく、互いにどこかで感じ取っていたことであり、そのようには気づいていなかっただけのことが含まれていた。それゆえここでの対話は、自らの植物状態患者との関わりを互いに確かめ合い、了解し合う機会であったといえる。そしてそれは、より確かな経験に近づいていく作業でもあった。すなわち、植物状態患者の看護実践を通じて、こうした患者の存在に直接触れることのできるような構えを培った者同士が、その場で生み出される語りにリアリティを感じ、「そうだ」と頷くことができるという意味において。

記述を読むこと

ところで、前意識的な層における知覚経験の記述は、読み手に対してどのような意味、あるいは経験になるものなのであろうか。メルロ゠ポンティがこのような知覚経験を好んで「記述」した理由は、こうした知覚が非反省的なものとして、あらゆる事物的認識の基礎にあるということを示すためとされている。だがそれに加えて長滝は、こうした記述によって私たちは、知覚することがものを対象として見る以前に、感官をつうじて事物と触れ合うこと、つまり「じぶんが事物とともに在ることを自覚せざるをえなくなる」[11]ことに気づく、と述べている。例えば、色を知覚することは色を対象化することではなく、色と「ともに生まれ」、それとの「親密性」のうちに住まうことである、という。この自覚は、本章の最初に述べた「経験してはいるけれども、それとして気づかないでいたこと」の自覚であり、〈身体〉固有の次元におけるいとなみの気づきである。

その都度の経験が紡ぎ出されるありさまを描写する現象学的記述にリアリティが感じられるのは、こうした記述に触れることで、読み手がこれまで気づかなかったことへの自覚を促されるからであろう。と同時に、それを自覚することによって、普段は気づかないでいる私たちのいとなみの起源から、自らの態度を問いなおす機会になっているためと思われる。

そうであれば本研究では、探究する者の態度が、現象を開示するために重要な役割を担っていたともいえる。つまり、私自身が探究しようとする現象にいかに関われるか、あるいは語り手とどのような関係を築くことができるかが、語りや記述を大きく左右していた。それはこのような研究が、あらかじめ実在する何かを発見するというよりも、研究を行なう者が、その現象と関わることによってそこに生み出されてくる新たな意味を見いだそうとしていたためであろう。それゆえ、研究者が主体であり、その対象者が研究者と切り離された客体となるような構造はもち得ないのである[12]。

また、本書で探究してきたことは、見てとることのできない臨床的ないとなみを言語化する試みでもあった。Aさんという看護師が何人かの患者と出会い、さまざまな看護ケアをしていく過程を私との対話によってふり返る、これを手がかりに前意識的な層で起こっていることの記述を試みようとしてきたのである。こうした経験の語り、そして細やかな記述は、読み手との対話を通して解釈され、新たな意味として捉えなおされ、経験に織り込まれていく。つまり、記述された経験は、その明解な内容からだけではなく、読んだことを理解する解釈のプロセスを通して学ばれるのであり[13]、さらにこのプロセスを介して、私たちはこうした経験を自己の経験として生きる（living through）のである[14]。

植物状態患者に限らない〈身体〉固有の次元

本書では、植物状態患者との関わり合いの経験から、前意識的な層におけるいとなみの記述を試みてきたのだが、このようないとなみは特別に植物状態患者のケアだけに見られることではない。先にも述べたが、植物状態患者との関わりにおいては、言語や身ぶりなどの見てとることのできるあらゆる交流が困難であったからこそ、むしろこのような前意識的な層

における いとなみの存在に気づき、それに迫る機会を得られたと考えられる。

広く臨床の場を見渡すと、病によるさまざまな障害を抱え、その実存が揺さぶられている患者たちの存在がある。そして〈身体〉固有の次元へと分け入る機会が、医療者たちの日常の裂け目に潜んでいるのである。

例えば看護師は、ナースステーションにいても、患者たちの僅かな変化にも敏感に注意を向けている。患者が車椅子に乗っていると、患者の顔の高さまで自分の顔を持っていき患者との距離を縮めようとする。また看護師の多くは、それとは気づかぬ間に何気なく患者へと手を伸ばし、患者の身体のどこかにその手を置いている。

こうした看護師たちの患者への関わりをみると、Aさんが語った「触れる」ということを、彼女たちは臨床の場において繰り返し経験しているといえる。直接触れるのではないにしても、何か、触れるという感覚がそこには宿っているように思われる。私が植物状態患者に語りかけるときもそうだった。私たちは通常、人と話をするとき、その相手の肩に手をそえたり、背中に手を当てたりすることは少ないが、このような患者に声をかけるときには、いつもその患者のどこかに手を置いている。

脊椎腫瘍のために障害をもった『ボディ・サイレント』の著者ロバート・マーフィーも、普段なら身体接触することのない学生たちと触れ合った経験を次のように語っている。車椅子に乗るようになると、「大学の学生たちも以前とちがって別れ際によく私の腕や肩に軽く触れることがあるが、これはしかし私には気持ちのよいものだ」と。そしていきつけの歯医者に頭を撫でられたことに対して、「歯医者は子供にでも対するように私を扱ったわけだが」と、ただ触れればよいものではないということをことわりながら、このように触れることで「学生たちは私との間にある絆を確認しようとしている。彼らはいわば壁のこちら側へと手をさし延べて、私と同じ側の人間であることを伝えようとする。(略)身体的な障害はたしかに私を彼らへと近づけた」。

さらに、「それは以前より、そして他の教授たちより、彼らが私に感じる社会的な威圧が減少したせいだ」[15]とも言う。ロバート・マーフィーの経験において障害は、学生との距離をぐっと縮め、教師と学生という関係を越え出て、それまでとは違う関係をつくる契機を与えたのであろう。

このように考えると、病いや障害をもつ患者に「触れる」という経験こそは、医療行為の成否に関わるものであるとともに、それを支え続ける人間的信頼(絆)の源となるものといえよう。学生の何気なく「さし延べられた手」が「人間の絆」を確認しようとする行為であったように。そしてこれこそが、〈促される手に導かれて働き出すケアのいとなみ〉としての看護を根拠づけているのである。

2　看護研究における現象学的方法論の課題

さまざまな現象学的アプローチ

第一章および第四章の前半では、私自身が現象学そのものへ、あるいはメルロ＝ポンティの身体論へ行き着いた経過について述べてきたが、最後に、現在、看護学の領域において研究の方法論として論じられ、また研究方法として取り入れられている「現象学的アプローチ」についても触れておきたい。

看護研究において現象学的アプローチは、患者の病い体験を了解するための、あるいは看護実践の中に埋め込まれている「知」ないし「技能」を探究するための方法として注目を集め続けている。その多くは、米国の看護研究に関する著書や論文をつうじて日本に輸入されてきた。例えば、看護の領域に最初に現象学を取り入れたことで知られているペイターソンとズデラード[16]や、看護理論家としても知られているパースィ[17]、ベナー[18]、そしてワトソン[19]などは、自ら開発した方法を研究書や論文として出版している。また他学問領域において開発された現象学的方法、例えばジオルジ[20]、コレイジー[21]、ヴァン・マーネン[22]の方法なども広く読まれている。さらに、これらの方法論を横断的にとりあげて紹介している研究書[23]を目にする機会も多い。こうした現状は、看護学や関連領域において現象学の考え方を基盤とする研究方法への関心が高まっているという、今日的な状況を示しているといえるであろう。

現象学的アプローチの中には、メルロ＝ポンティの身体論を論じたもの、および身体論を手がかりに研究を進めたものがいくつか見られる[24]。看護のいとなみを探究する際、身体論に光が当てられるのは、患者との関わりが〈身体〉ぬきには語れないためであろう。しかしながら、「メルロ＝ポンティの身体論」とひとことで言っても、論者によって〈身体〉についての解釈の仕方はさまざまであり、それゆえ、探究された経験もさまざまなスタイルで記述されている。

ここでは、看護のいとなみをめぐる研究において、メルロ＝ポンティの身体論がいかなる意味を持ち得るかを探る手がかりとして、日本で翻訳が進められているパトリシア・ベナーの仕事について検討してみたい。

はじめに断っておくと、彼女の仕事はかならずしもメルロ＝ポンティの思想のみに着目したものではない。というよりもむしろ、ベナー自身も述べているように、彼女の仕事は師ドレイファスの解釈によるハイデッガーの思想に多大な影響を受けている。しかしながら、日本において臨床判断や熟練看護師の技能を探究する際に、彼女の研究書[25]をモデルにして行なわれた研究が多数あること、そしてメルロ＝ポンティの身体論についての解釈がそこに比較的詳細に記述されており、これをもとに看護師の具体的な語りが紹介されていること等々を考慮すると、本書のテーマとも合わせた検討を要する仕事と考えてもよいであろう。ここでは、その中でもとりわけメルロ＝ポンティの身体論を色濃く取り入れている『現象学的人間論と看護』[26]（原題 *The Primacy of Caring*）をとりあげる。

ベナー『現象学的人間論と看護』

熟練看護師の技能として、経験の内に埋め込まれた知を探究したこの著書においてベナーは、ハイデッガーやメルロ＝ポンティ、ドレイファス、ラザラス[27]の思想に触れながら、「身体化された知性（embodied intelligence）[28]」について論じている。身体化された知性によって、技能の熟練が可能になると述べていることからも、この知は技能を語るのに重要な概念として位置づけられている。ここで語られる〈身体〉については、ドレイファスの解釈を下敷きに、メルロ＝ポンティが身体の存在論的能力を五つの次元[29]で素描していると説明し、その中でもとりわけ「熟練技能を具えた習慣的身体（habitual, skilled body）」に注目して看護師の技能を探究している。

ベナーによれば、熟練技能は同一化と模倣と試行錯誤をつうじて、あるいは新しい環境で求められるパターン認識能力と行動様式を身体に覚え込ませることによって、次第に習慣的身体の内に組み込まれていくという。(30) そうなることで、対処の選択肢（coping options）が増えてゆき、状況を理解するための努力はずっと少なくてすむようになると述べている。(31)

このような記述を読む限り、ベナーのいう熟練技能は、身体に覚え込ませたいくつかのパターンという選択肢と、患者の状態やその場の状況とを照らし合わせることによって可能となるような技能、と解釈できる。そのため彼女は、病棟に配属されたばかりの看護師は、頭を使って分析しなければならないことが多すぎ、状況を直観的に分かることがほとんどない(32)、という考えに行き着いたのであろう。

しかしながら、果たして熟練看護師の判断あるいは技術は、こうした選択肢と状況とを照らし合わせるような仕方でいとなまれていることといえるであろうか。このような熟練技能の考え方については、ロルフ(33)がショーンの著書『省察的実践とは何か』（原題 *The Reflective Practitioner*）(34) を引用しながら批判的に論じている。つまりベナーのいうように、経験のふり返りによって蓄えてきたパラダイム・ケースによる対処パターンを、今直面している状況に、無意識のうちに照らし合わせていくという形での臨床判断、そしてこのように論理的な思考の関与なくして進行する実践が、果たして専門職の判断なり実践といえるのであろうか。これがロルフの指摘するところである。

ロルフは、ショーンの提唱する「行為の中の省察（reflection-in-action）」、つまり実践的状況の只中にありつつ、そこで起こっていることに意識的に注意を向け、即座に思考する――ショーンはこのような思考を“thinking on your feet”と呼ぶ（これは即座に判断するという意味の慣用表現である）――ことと、ベナーのいう「専門知識・技術（expertise）」、つまり直観的に、そして論理的および意識的に考えることなしに行為すること、とを対比しながら、一見、「即座の判断」という意味で同様の実践知とみられがちな両者には、明らかな違いが認められると論じている。(35) すなわち、ショーンのいう「行為の中の省察」における実践知は、思考しつつ状況に関与することによってその状況をも変化させ、また新たな状況に応じて専門的実践知を更新する。これに対し、ベナーの「専門知識・技術」における実践知は、論理的思考なしに無意識のうちに行なわれ、それゆえ、関与することによる状況の変化という視点を失ってしまい、後に状況を離れたところでそれを分析し、パラダイム・ケースの一つとして新たに蓄えることになる。

ベナーが、こうした熟練看護師の技能を考えるに至ったのは、自動車の運転技能やチェス名人の駒の打ち方についてのドレイファス(36)の研究に拠るところが大きい。ロルフのもう一つの指摘は、ベナーがこのようなドレイファスの考えを下敷きにして、熟練技能を記述していることである。(37) 確かに、ドレイファスがしばしば例に挙げる自動車の運転に関しては、習慣的身体が自動車に乗ることの熟練技能を具えていなければ、うまくギヤを変えたり、高速道路の出口のカーブを自然に降りることはできないであろう。また、ベナー自身が例に挙げている採血などの場合も、注射器が手に馴染まなければうまく血管を探し当てることはできない。

しかしながら、機械的な実践を繰り返すことによって誰もが身につけることのできる、あるいは実践中にそのことに注意を向けるとうまくいかなくなってしまうような自動車の運転技能と、高度かつ複雑な判断能力を要する専門的な熟練技術とは明らかに異なる、とロルフは述べる(38)。この違いについては更なる議論が必要であろうが、これ以上ロルフの議論に入りこむことは本書の目的からそれるので、ここでは紹介にとどめておく。

暗黙知と前意識的な層

加えて、人と人との関わりを基盤に成立している看護のいとなみそのものが、習慣化される、というベナーの考え方にも疑問を感じる。たとえ機械器具を用いる場合であっても、つねに状況が変化している中で、人間の「いのち」に直接関わる臨床の場においては、いつまでも習慣化されないその都度の新たな出来事との出会いと、そこに生成されてくる経験が重要な意味を持つことになる。そして、その都度の経験には、その都度の戸惑いと躊躇がみられ、これが習慣化されつつある〈身体〉のふるまいをも踏みとどまらせているのではないだろうか。

例えば、看護師が患者の採血をするために病室を訪れたときを考えてみよう。この看護師がいくら採血に慣れていたとしても、その場での「ケア」が必ずうまくいくとは限らないのである。その患者によって、あるいは患者のその時々の状態によって〈身体〉は、わずかではあるが変化をみせる。また、患者に痛みを伴う経験をさせているという自覚と同時に、わずかながら垣間見えた患者からの不安げなまなざし、こうしたさまざまなことがらが行き交う状況では、たとえ採血という行為が習慣化されているからといっても、看護師はその都度に生成される新たな事態の渦中に投げ入れられているのであり、彼（女）らはこれと向き合わざるを得ないのである。採血の場面において看護師は、単に検査用の血液を採取するのみではなく、同時にそこでは患者との関わり、つまり「ケア」が生成されることになるのである。これは〈身体〉がいくら習慣化したからといっても、スムースに行なえるものではない。

次に、「経験」という言葉に付与されている意味についても触れておきたい。メルロ＝ポンティによる〈身体〉の知覚経験は、つねに生み更新され続けるがゆえに開かれたいとなみであった。しかしながらベナーのいう経験は、習慣的身体に何かを覚え込ませるという役割をもっており、さらに覚え込むことによって対処するための選択肢が蓄積される、とされている。こうした経験は、つねに捉えなおされ動的に生み出され続けるという性格を持ち合わせておらず、パターンという選択肢として身体の奥深くに凝固していくような性格を孕んでいるために、つねに更新される開かれたものとはなり得ない。

ベナーが紹介している生のデータも見ておこう。ここでは、習慣的身体による技能の取り込みについて、冠状動脈疾患集中治療室のある看護師の語りをとりあげてみる。

自分のしていることがちゃんとわかった上で一つひとつの処置ができる、そんな熟練の域にどうしたら到達できるのか、私にはまったくわかりませんでした。でも次第にわかるようになりました。（略）監視装置が何を言っているのか、なぜそういう表示をしているのかもわかるようになりました。でもそういったことを綜合的に捉えることはまだできませんでした。……しかしその後……患者さんの動脈と静脈が拡張したり収縮したりしている様子がほとんど手に取るようにイメージできるようになりました。点滴の栓をひねって量を増やすと、患者さんの静脈が次第に収縮していくのがわかりました。(39)

これまでにも述べてきたが、ベナーによれば習慣的身体におけるいとなみは、その当事者が経験しているまさにその時には意識に立ちのぼってこない、あるいはふり返っても言語化が不可能な経験と説明されている。つまり、彼女にとって実践に埋め込まれている意識されない技能は、言語化できない暗黙の経験なのである。しかしそうであれば、看護師の熟練技能は経験している看護師自身によっては語り出せないものになってしまう。ポランニーやクワントも指摘しているように、私たちが自覚し、語ることのできる経験というのは、生み出された経験の結果であって、生み出されつつそこで起こっていることではないのである[40]。それゆえ本研究では、動的に生み出され続けている前意識的な層を言語化するために「実存的分析」を必要としたのである。従って、熟練看護師の習慣的身体のいとなみを開示するには、こうした次元へと分け入る手だてが必要になる。しかしベナーは、その技能が果たせなくなったとき、例えば神経系の障害や運動能力の喪失のためにその機能が失われたとき、こうした技能を身につけているということに気づくことができると述べているのみで、熟練看護師の習慣的身体のいとなみを開示する手だてを示していない。これらを考え合わせると、彼女が研究書で紹介している看護師の技術は、習慣的身体のいとなみを記述していることにはなっていないといえる。

こうした問題は、ベナーのみにいえることではない。しばしば現象学的アプローチと称した論文に「ありのままの経験」という言葉が見られるが、ここでいうありのままも、「語られたままの経験」というくらいの意味で用いられていることが多い。それでは本来の現象学がめざしてきた「生きられた世界」へ迫ることにはならないのではないか。

この点については、すでにケリも指摘している[41]。ケリによれば、伝統的なヨーロッパの現象学的アプローチは、反省以前の経験の記述に重きを置いているが、米国における現象学的アプローチは、意識的・反省的にふり返ることのできる経験や文化的な文脈に影響を受ける経験をも射程に入れているという。このことは、米国の看護研究において現象学が、拡大解釈されているのではないかという疑問を暗示しているのである。その他にも、こうした指摘がいくつか見られていることから、今日まで開発されてきた現象学的アプローチをあらためて見直すことが求められているといえる。

関係のリアリティ

話をもとに戻そう。ベナーの記述が、前意識的な層、あるいは始源的な次元に分け入ることができていないという事実は、彼女が紹介した看護師の前出の語りのつづきを見るとよく分かる。

……そういうふうに理解できたんです。それはちょうど何かの頂上に立っているような具合で、そこから患者さんの体のどの部分でも見ることができる――何が拡張し収縮しているか、何がどうなっていなければならないかすべてわかるんです。自分でイメージしていたようにならない時は、何が起こっているか見つけられるし、なぜそうなのかもわかります。(42)

この語りからは、看護師が「わかるようになった」(43)そのときに、メルロ＝ポンティが〈身体〉に与えたまだ名をもたぬ無名の「ひと」がいかに働き出しているのか、こうした奥深い次元でのいとなみを見てとることができない。例えば、「自分でイメージしていたようにならない時は、何が起こっているか見つけられるし、なぜそうなのかもわかります」という看護師の語りがある。これについてベナーは、「この看護婦は自分の体の中にイメージした身体の様々な反応をうまく言い表そうと熱中していった」[44]と注釈を加えている。しかし、ここでは看護師がこのように「見つけられた」そのときの、〈身体〉固有の次元におけるいとなみは記述されていない。つまり、「わかる」とは一体どのようないとなみであるのか、そこで何が起こっているのかが記述されていないのである。というよりも、ベナーによれば、こうした暗黙の次元は、そもそも言語化したり記述したりすることが不可能なのである。

熟練技能の記述をこのような語りに止めるのであれば、ベナーの提示した事例は、働きかけてくる患者の現われ（expression）との関係の中で見えてきたことというよりも、看護師の側のみの実感、つまり看護師の意識のうえに構成されたことになってしまう。そうしたことを探究するのであれば、あえて現象学を基盤として経験を論じる必要はなくなってしまう。

メルロ＝ポンティの語る〈身体〉固有の次元は、まだ名をもたぬ無名のひとが住まう次元であって、そうであるからこそ、ひとは他者と切り離されては存在しないし、他者あるいは世界との関係の内からこそ、その存在が浮かび上がってくるようなあり方をしているのである。関係の内からの現われは、患者に直接触れていくような経験として、あるいは患者とともにあることが感じられるような経験として語られることになるだろう。こうした語りに触れたときに、本来のリアリティが私たちの経験に分け入ってくる。また、そのようなリアリティに触れたときに、まだ名をもたない匿名のひとによるいとなみが語りかけてくるのである。

このように見てくると、ベナーの思想ないし方法論にはいくつかの曖昧で、疑問に思える点があるのだが、とりわけ彼女の主張には、看護経験が生成される次元に関する論及が抜け落ちていると考えられる。看護実践は、つねに患者との関係においていとなまれているのであり、自他の分離の手前にある〈身体〉固有の次元にその根源を求めたメルロ゠ポンティの身体論は、このような臨床特有のいとなみに迫ろうとする私たちのまなざしに深くかかわる思想といえる。しかしベナーの研究は、この次元のいとなみに踏み込んでいないため、語られた看護経験は前意識的な層の開示に至らないのである。

世界を見ることを学び直す

ここではベナーの研究書をとりあげ、いくつかの問題点を整理してみたが、彼女が看護における理論と実践をめぐる問題に一石を投じた功績は否定できまい。彼女は自らの理論的営為を具体的な実践経験をもとに手がけてきたのであり、そこから方法論的な関心が必然的に生み出されてきたといえよう。しかしながら、彼女の研究書を下敷きに行なった、あるいは今日の現象学的アプローチといわれる研究（者）は、既存の方法の応用の仕方に問題を抱えていると思われる。例えば、ベナーが開発した現象学的アプローチや解釈的現象学を「用いた」と記載している研究があるが、彼女の方法は、彼女が関心を持った現象に接近するためにつくり出した方法であって、他の目的の研究にすぐさま適用できるものではない。

近年、日本には、多くの研究方法に関する著書や論文が輸入され、これを下敷きにした、あるいはこうした研究方法によって行なわれた研究が、学会などにおいても関心を集めている。そして、こうした既存の研究方法を「使って」研究をするという傾向が根強く残っている。とりわけ現象学的研究においては、ここで述べたような根源的な問題が、事象そのものに忠実であろうとする現象学的態度を裏切ったり、その理解を難しくするという別の問題を生んでいる。

他方で近年、既存の研究方法を「用いる」のではなく、それぞれの課題において探究しようとしている事象に合わせて、研究方法自体をデザインした研究が進められている[45]。日本の現象学的研究が、次なる段階に進んだことの現われと思いたい。

メルロ＝ポンティによれば現象学は、「世界を見ることを学び直す[46]」運動として、態度を問い直すことから始まったのである。現象学を手がかりに研究に取り組むことはすなわち、私たち自身の態度を問われていることになる。自らも含めて、このことをしっかりと自覚する必要があるだろう。

注

第一章

（1）Jennett, B. & Plum, F., "Persistent Vegetative State after Brain Damage : A Syndrome in Search of a Name." *The Lancet*, April 1. 1972, pp. 734-737.

（2）ユースフル・ライフ（useful life）を送っていた人が脳損傷を受けた後に以下に述べる六項目を満たすような状態に陥り、種々の治療に頑強に抵抗し、ほとんど改善がみられないまま満三ヵ月以上経過したもの。⑴自力移動不可能　⑵自力摂食不可能　⑶屎尿失禁状態にある　⑷たとえ声は出しても、意味のある発語は不可能　⑸「眼をあけ」、「手を握れ」等の簡単な命令にはかろうじて応ずることもあるが、それ以上の意志疎通が不可能　⑹眼球はかろうじて物を追っても認識はできない（鈴木二郎・児玉南海雄「我が国脳神経外科における植物状態患者の実態――特に頭部外傷による患者を中心に」『日本医事新報』二六二一、一九七四年、一三〜一九頁）。

（3）The Multi-Society Task Force on PVS が定めた判定基準は、⑴自己及び周囲の認識がなく、他者との交流能力が認められない　⑵刺激に対して明らかな再現性のある目的にかなった随意的な行動反応が認められない　⑶言語に対する理解、表現はない　⑷睡眠覚醒のリズムを認める　⑸視床下部、脳幹の自律神経機能が保たれている　⑹膀胱、直腸失禁　⑺脳幹反射（瞳孔、頭位・眼、角膜、前庭・眼球、咽頭）および脊髄反射が保たれている。この基準に加えて、水分・栄養補給の停止を行なっても患者自身は苦痛を感じることはないという見解を述べている。The Multi-Society Task Force on PVS, "Medical Aspects of the Persistent Vegetative State (First of Two Parts)." *The New England Journal of Medicine*, 330 (21), 1994, pp. 1499-1508.

（4）Giacino, J.T., Ashwal, S., Childs, N., Cranford, R., Jennett, B., Katz, D.I., Kelly, J.P., Rosenberg, J.H., Whyte, J., Zafonte, R.D., Zasler, N.D., "The minimally conscious state : Definition and diagnostic criteria." *Neurology*, 58 (3), 2002, pp. 349-353.

（5）Laureys, S., Celesia, G.G., Cohadon, F., Lavrijsen, J., León-Carrión, J., Sannita, W.G., Sazbon, L., Schmutzhard, E., von Wild, K.R., Zeman, A., Dolce, G.; European Task Force on Disorders of Consciousness, "Unresponsive wakefulness syndrome : a new name for the vegetative state or apallic syndrome." *BMC Medicine*, 8, 68, 2010.

（6）福間誠之「植物状態患者をめぐるバイオエシックス」『生命倫理』五（一）、一九九五年、三一〜三五頁。

（7）石井昌三「人工的延命方策の現状と展望」、厚生省健康政策局医事課『生命と倫理について考える――生命と倫理に関する懇談報告』医学書院、一九八五年、三九〜四九頁。

（8）Andrews, K., Murphy, L., Munday, R., Littlewood, C., "Misdiagnosis of the vegetative state : retrospective study in a rehabilitation unit." *BMJ*, 313, 1996, pp. 13-16.

（9）太田富雄・梶川博・児玉和典・山下純宏「植物症――その概念と今後の問題点」『神経研究の進歩』二〇（五）、一九七六年、八一六〜八二六頁。

（10）藤田真一『植物人間の記録』朝日新聞社、一九七七年、一八三〜一九一頁。

（11）堀江武「意識障害遷延と植物状態からの脱却」『看護ＭＯＯＫ』二七、一九八八年、一一七〜一二二頁。

（12）Spudis, E. V., "The Persistent Vegetative State -1990." *Journal of the Neurological Sciences*, 102, 1991, pp. 128-136.

（13）石井、前掲注7。

（14）フランスの生理・解剖学者であったビシャー（M. F. X. Bichat）は、動物の機能を臓器性生命現象と動物性生命現象とに区分し、前者を支配する神経系統を臓器性神経系と名付けた。臓器性生命現象は、意思や意識を伴わず、大脳の支配から比較的独立していることから、一般に植物性機能と呼ばれた。この神経系統に対して「植物性神経系」という表現を用いたのは、ビシャーの門弟のレイル（J. C. Reil）であり、これがドイツの学者に採用されるところとなった。今日では「自律神経系」と呼ばれている（問田直幹・内薗耕二『新生理学（下巻）植物的機能編』医学書院、一九七一年、一二三〜一二四頁）。植物状態（人間）という名称は、この神経系の働きが比較的保たれていることにも由来する、とされる。日本でこの言葉が一般的に使われ始めたのは一九六〇年代からである。脳神経外科医の一部が隠語的に使っているのを、マスコミがとりあげたことから、逆に医師の世界にも広まったらしい。そもそもマスコミの造語だと主張する人もいる（藤田、前掲注10、一八九頁）。

(15) 中沢省三・小林士郎・石郷岡聡「植物状態患者の疫学的研究」『日本医事新報』三二六六、一九八六年、二六〜三一頁。

(16) 同書。

(17) 嶋村則人・棟方聡・奈良岡征都・小笠原ゆかり・小山香名江・大熊洋揮「青森県における遷延性意識障害患者の実数調査」『脳神経外科』四三（八）、二〇一五年、七〇五〜七〇八頁。

(18) The Multi-Society Task Force on PVS の報告による。前掲注3。

(19) 細見博志「尊厳死と自然死——カレン裁判を通して」『生命倫理』四（一）、一九九四年、三八〜四三頁。

(20) カレンは一九七五年、薬物によって意識不明となり自力での呼吸が困難になったため人工呼吸器が装着された。その際、彼女は認識行動を示さず、高次の精神機能的機能が不可逆的に欠如していると診断された。この状態に対してカレンの両親は、「現在の治療は、単に生命維持に役に立つに過ぎない。人工呼吸器は彼女の状態を治療したり改善したりすることはできず、避けることのできない緩慢な症状悪化と死を長引かせるだけである」と、生命維持装置を外すよう申し入れたが、主治医がこれを拒否したため、裁判に至った（同書、四〇頁）。

(21) 大嶋一泰「末期患者などに対する基本治療——特に人為的な水分と栄養の補給について」『生命倫理』五（一）、一九九五年、四九～五四頁。

(22) 日本学術会議は、死と医療特別委員会報告「尊厳死について」において、「延命医療の中止で特に問題となるのは、延命医療を受けるについて、患者が正常な意思を表明することができない場合である」と述べ、そのような状態にある者として植物状態患者を挙げて、次のような見解を提示している。「延命医療の中止の条件をまとめると、（略）医学的に見て、患者が回復不能の状態に陥っていることを要する。単に植物状態にあることだけでは足りないと解すべきである。（略）意思能力を有している状態において患者が尊厳死を希望する旨の意思を表明していることが必要である。（略）医師と近親者との間で充分な話し合いが行われ、近親者が納得したうえで延命医療を中止することが望ましい」「生命の基本となる栄養補給は自然の死を迎えさせる基本的な条件であるが、鼻孔カテーテル及び静脈注射等による栄養補給は、その方法が人為的である点にかんがみれば、病状等を充分に考慮して、中止してもよい場合があると思われる」（日本学術会議　死と医療特別委員会「死と医療特別委員会報告——尊厳死について」『小児保健研究』五三（五）、一九九四年、七二三～七二七頁）。

(23) 塚本泰司「遷延性植物状態の不可逆性について」『生命倫理』八（一）、一九九八年、四七～五一頁。

(24) 中山研一・石原明『資料に見る　尊厳死問題』日本評論社、一九九三年、四六頁。

(25) Maillet, J. O., "Position of the American Dietetic Association : Legal and ethical issues in feeding permanently unconscious patients." *Journal of the American Dietetic Association*, 95 (2), 1995, pp. 231-234.

(26) Truog, R. D., "Is It Time to Abandon Brain Death?" *Hastings Center Report*, 27 (1), 1997, pp. 29-37.

(27) 菱山洋子・田中千鶴子・土村啓子・江幡信子・高久洋子・青木康子・稗田潤・長谷川幸恵・水上邦子「社会福祉領域から見た高次脳機能障害」『リハビリテーション研究』八七、一九九六年、二〇～二四頁。

(28) 大森亜紀「交通事故による脳の後遺症増加」読売新聞、二〇〇〇年三月一日、朝刊一八面。意識障害

（植物状態）患者とその家族の生活については、ジャーナリストである吉田が「彼らは決して『生ける屍』などではない。身をもって『生きるとは何か』を問いかけているのだ」というメッセージをこめて、病院や施設、患者宅への訪問と家族へのインタビューをもとに綴っている。意識障害患者とその家族が、どんな思いで、どのような状況で生活しているかが、リアルに描かれている（吉田敏浩「意識障害患者家族との対話――私たちを『植物人間』と呼ばないで」『文藝春秋』一九九九年、四月号、三一二～三二七頁）。

(29) 全国遷延性意識障害者・家族の会編『全国遷延性意識障害者・家族の会　設立10周年記念事業　家族の歩み（普及版）――遷延性意識障害のことを知ってください』二〇一六年。PDF版がホームページ上に公開されている。http://zsk.life.coocan.jp/

(30) 田村綾子・市原多香子・南妙子「遷延性意識障害いわゆる〝植物症〟患者の治療と看護の可能性――実践の評価と研究課題」『臨床看護研究の進歩』九、一九九七年、一〇～一八頁。

(31) 西村富恵・木村智恵子・松尾千代子・末安和子・橋本千津子「遷延性意識障害患者の意識レベル向上へのアプローチ」『BRAIN NURSING』夏季増刊、一九九五年、一八四～一九五頁。

(32) 佐藤和佳子「愛しきジョニーたち」『クリニカルスタディ』九（七）、一九八八年、九〇～九一頁。

(33) Mickey-Patton, K. A., "Nurses' Descriptions of the Cues Indicating Purposeful Responsiveness of the Person in a Coma/Vegetative State." Unpublished doctral dissertation. Columbia : University of Missouri, 1991.

(34) Samarel, N., "Nursing in a Hospital-Based Hospice Unit." *Journal of Nursing Scholarship*, 21 (3), 1989, pp. 132-136.

(35) Maillet、前掲注25。

(36) The Multi-Society Task Force on PVS, "Medical Aspects of the Persistent Vegetative State (Second of Two Parts)." *The New England Journal of Medicine*, 330 (22), 1994, pp. 1572-1579.

(37) Truog、前掲注26。

(38) グレイザーとストラウスによって開発された具体理論を構築する研究方法であり、ある現象に関して、データに根ざして帰納的に引き出された理論を構築するための、体系化した一連の手順を用いる質的研究の一方法論であるとされている(B・G・グレイザー+A・L・ストラウス『データ対話型理論の発見——調査からいかに理論をうみだすか』後藤隆・大出春江・水野節夫訳、新曜社、一九九六年)。

(39) Nishimura, Y., Sato, N., Yamada, H., Ishikawa, S. & Kudoh, K., "Interrelation between Nurses and Patients in Persistent Vegetative State." Proceedings of the 7th Annual Meeting of the Society for Treatment of Coma, 7, 1998, pp. 153-158.

(40) グラウンデッド・セオリー・アプローチにおいて「理論的飽和」とは、データのサンプリングを終了するための目印である。つまり、(1)カテゴリーを産み出す、新しい、あるいは重要なデータがもはや存在しそうにないこと (2)すべてのパラダイムの要素が考慮される範囲において、カテゴリーの発展がバリエーションとプロセスに添って緻密であること (3)カテゴリー間の関係が十分に精緻化され、その妥当性が十分に検討されていること、とされている。従って、この飽和をめざす努力を怠ったならば、理論は概念的に不十分なものとなる(A・ストラウス+J・コービン『質的研究の基礎——グラウンデッド・セオリーの技法と手順』南裕子監訳、操華子・森岡崇・志自岐康子・竹崎久美子訳、医学書院、一九九九年、一九七頁)。

(41) 鷲田清一『現象学の視線——分散する理性』講談社、一九九七年、九二〜九三頁。

(42) M・メルロー=ポンティ『知覚の現象学1』竹内芳郎・小木貞孝訳、みすず書房、一九六七年、二四頁。

(43) 同書、一七頁。

(44) M・メルロー=ポンティ『知覚の現象学2』竹内芳郎・木田元・宮本忠雄訳、みすず書房、一九七四年、二七頁。

(45) メルロー=ポンティ、前掲注42、一四六頁。

(46) M・メルロー=ポンティ『シーニュ2』竹内芳郎・木田元・滝浦静雄・佐々木宗雄・二宮敬・朝比奈誼・海老坂武訳、みすず書房、一九七〇年、一一頁。

(47) レミ・C・クワント『メルロー=ポンティの現象学的哲学』滝浦静雄・竹本貞之・箱石匡行訳、国文社、一九七六年、六九〜七四頁。

(48) データを分類したり切り分けていくこと、あるいはその手順のことを言っているのではなく、意識的・反省的には近づき得ない前意識的な層における対話を垣間見る機会を得ることを、ここでは分析と呼んでいる。なお、フランクルによって行なわれた、自らのアウシュビッツ強制収容所体験の記述も「実存分析」と呼ばれている。人間存在や人間的現実の意味をその具体的な相から捉えなおそうとする実存主義の影響下にあることから、本書の試みはフランクルの試みと同じ思想のもとにあるといえるが、焦点を当てている視点は異なっている（V・フランクル『苦悩の存在論——ニヒリズムの根本問題』真行寺功訳、新泉社、一九九八年）。

(49) クワント、前掲注47、七三頁。

(50) 同書、七四頁。

(51) van Manen, M., *Researching Lived Experience : Human Science for an Action Sensitive Pedagogy*. Albany : State University of New York Press, 1990, p. 66.

(52) Sorrell, J. M. & Redmond, G. M., "Interviews in Qualitative Nursing Research : Differing Approaches for Ethnographic and Phenomenological Studies." *Journal of Advanced Nursing*, 21, 1995, pp. 1117-1122.

(53) メルロー＝ポンティ、前掲注44、二一九頁。

(54) M・メルロ＝ポンティ『世界の散文』滝浦静雄・木田元訳、みすず書房、一九七九年、一八四頁。

(55) メルロー＝ポンティ、前掲注44、二一九〜二二〇頁。

(56) Greenhalgh, T. & Hurwitz, B., "Why Study Narrative?" In, T. Greenhalgh, & B. Hurwitz, (Eds). *Narrative Based Medicine* (p. 3), London : BMJ Books, 1998.

(57) メルロー＝ポンティ、前掲注44、三二一〜三二四頁。

(58) 木村敏『偶然性の精神病理』岩波書店、一九九四年、一五頁。

(59) メルロー＝ポンティ、前掲注44、三二九頁。
(60) メルロー＝ポンティ、前掲注42、二三五〜二三九頁。
(61) van Manen、前掲注51、p.66。
(62) Boyd, C. O., "Phenomenology : The Method." In, P. L. Munhall, & C. O. Boyd, (Eds). *Nursing Research : A Qualitative Perspective* (p. 114), New York : National League for Nursing Press, 1993.
(63) W・ブランケンブルク『自明性の喪失――分裂病の現象学』木村敏・岡本進・島弘嗣訳、みすず書房、一九七八年、五六頁。
(64) メルロー＝ポンティ、前掲注42、三頁。
(65) 同書、八頁。

第二章

(1) 第七回意識障害の治療研究会（第八回より「意識障害治療学会」へ改名）のプログラム・抄録集を参照していただきたい。本研究会（学会）は、急性期および慢性期の意識障害患者に対する医療の発展を目的として設立された。学会メンバーは、医師、看護師、理学療法士、言語聴覚士などの多様な職種によって構成されている。年に一回開催される学会には、医療・看護職などの専門家に限らず、患者やその家族の参加もみられる。近年は、慢性期意識障害のスコアリングの作成に努めている。
(2) 前医療法人札幌麻生脳神経外科病院看護部長、現在は筑波大学名誉教授である。氏は、意識障害患者の看護に対して意欲的に取り組み、その成果はＮＨＫスペシャル『あなたの声が聞きたい』（一九九二年六月放送）、著書『私の看護ノート』（医学書院、一九九三年）などで紹介されている。「意識障害患者の看護から」（『看護』四五（五）、一九九三年、四〇〜四七頁）など複数の論文でも報告されている。
(3) 把握反射（grasp reflex）とは、脳損傷患者が自分の意思とは無関係に、手に触れた物や提示された物を握ってしまう現象を言い、主に、前頭葉損傷との関連から論じられてきた。意識障害のある患者でも観察される（石合純夫『高次神経機能障害』新興医学出版社、一九九七年、七六〜七七頁）。

（4）バビンスキー反射（Babinski reflex）とは、神経伝達経路（錐体路）の切断によって出現する病的反射の一つである。足底刺激に対し母趾（足のおやゆび）が背屈する反射をいう（真島英信『生理学』文光堂、一九八六年、二六六頁）。

（5）Tセンターでは、入院中の植物状態患者が、家族やプライマリーナース以外の第三者にも分かる方法で意思伝達ができるようになることを「コミュニケーション手段の確立」としている。

（6）調査当時のTセンターは、ワンフロアーの病室に約五〇人の患者が入院しており、これを三つのグループに分けて、約八〇人の看護師でケアを行なっていた。三つのグループは、それぞれ一グループ、二グループ、三グループと呼ばれ、インタビュー期間中、Aさんはこのうちの二グループに配属されていた。

（7）Aさんは自分に自信をつけるため、また母子家庭であったことから受験料を稼ぐために、二年間の浪人時代に精神科病院の老人病棟でヘルパーとして働いた。その際のさまざまな経験が、現在の考え方の基盤となっているという。例えば、認知症が進んでスムースなコミュニケーションがはかれない患者が、いつもナースステーションに来ては、ある特定の准看護師を呼んでいたことを印象深い経験として語る。この患者は、決して他の看護師にではなく、その准看護師にしか話しかけない。他の看護師が返事をしても「あんた違う」と言って、決してとりあおうとはしなかった。こうした出来事に触れながら、Aさんは患者と本当につき合うことができるのは、その患者にとって特定の看護師になれたときであると考えるようになった。またヘルパーとして一年間、働き続けられたことは、何かをやり遂げたという自信に繋がったという。

（8）短大時代の経験としてAさんは、サークル活動と新聞配達をしたことについて語った。このサークルは、看護師や医師をめざす学生によって作られたもので、医療の現場を見学すること、障害児たちの合宿へ参加すること、勉強会や講演会を企画すること、そして医療についてのさまざまな問題を議論する機会を作ることなどを積極的に行なっていた。

（9）二年間の浪人生活は、Aさんにとって非常に大きな意味をもつ。精神科病院でヘルパーとして働いたのも、この時であった。また、受験に失敗したという経験自体も、Aさんにとって非常に高い「壁」となり、「鬱状態」にもなったという。しかし他方で、二度にわたってこの「壁」に遮られ、そしてこれを乗り越えた経験は、現在のAさんのさまざまな考え方を形づくった。Aさんの言葉を借りれば、受験の失敗と浪人中の活動は「かけがえのない経験」となっている。

第三章

（1）代表的な意識レベルの評価スケールには、グラスゴー・コーマ・スケール（Glasgow Coma Scale）とジャパン・コーマ・スケール（Japan Coma Scale）がある。これらは急性期の意識レベルを評価するために作成された。

（2）Jennett, B. & Plum, F., "Persistent Vegetative State after Brain Damage : A Syndrome in Search of a Name." *The Lancet*, April 1, 1972, pp. 734-737.

（3）M・メルロー＝ポンティ『知覚の現象学1』竹内芳郎・小木貞孝訳、みすず書房、一九六七年、二三〇〜二三二頁。

（4）Teasdale, G. & Jennett, B., "Assessment of Coma and Impaired Consciousness : A Practical Scale." *The Lancet*, 304, 1974, pp. 81-84.

（5）太田富雄・和賀志郎・半田肇・斎藤勇・竹内一夫・鈴木二郎・高久晃「意識障害の新しい分類法試案——数量的表現（Ⅲ群3段階方式）の可能性について」『脳神経外科』二（九）、一九七四年、六二三〜六二七頁。

（6）M・メルロー＝ポンティ『知覚の現象学2』竹内芳郎・木田元・宮本忠雄訳、みすず書房、一九七四年、二七頁。
（7）同書、七六頁。
（8）R・C・クワント『メルロー＝ポンティの現象学的哲学』滝浦静雄・竹本貞之・箱石匡行訳、国文社、一九七六年、七三頁。
（9）メルロー＝ポンティ、前掲注6、一一一頁。
（10）同書、一一一頁。
（11）同書、一一二頁。
（12）「この指向は、自己の身体の運動にではなく、その運動がいわばつながれている物そのものに向けられる。私の手が堅いものや柔らかいものを知り、私のまなざしが月の光を知るのは、或る仕方でその現象と結びつき、これと交わることによる」（同書、一六八頁）。また、K・ゴルトシュタインが紹介したシュナイダーという患者（「伝統的精神病学では精神盲のなかに分類されるであろう或る患者」とある）の運動に注目して、具体的な記述がなされている（前掲注3、一七二～二四六頁）。
（13）メルロー＝ポンティ、前掲注6、三九～四〇頁。
（14）同書、一一七頁。
（15）同書、四〇頁。
（16）クワント、前掲注8、六九～七八頁。
（17）長滝祥司『知覚とことば――現象学とエコロジカル・リアリズムへの誘い』ナカニシヤ出版、一九九九年、一一七～一一九頁。
（18）M・メルロ＝ポンティ『見えるものと見えないもの』滝浦静雄・木田元訳、みすず書房、一九八九年、一八四頁。
（19）同書、一九八頁。

(20)メルロー＝ポンティ、前掲注6、二二八頁。
(21)同書、二二八〜二二九頁。
(22)M・メルロー＝ポンティ『シーニュ2』竹内芳郎・木田元・滝浦静雄・佐々木宗雄・二宮敬・朝比奈誼・海老坂武訳、みすず書房、一九七〇年、二九頁。
(23)Samarel, N., *Caring for Llife and Death.* Bristol : Taylor & Francis, 1991.
(24)メルロー＝ポンティ、前掲注6、一四七頁。
(25)同書、二一三頁。
(26)メルロー＝ポンティ、前掲注22、一四〜一五頁。
(27)同書、一七〜一八頁。
(28)同じような意味で「身体性一般」という用語も用いられている（同書、二八頁）。
(29)例えば、「こどもの指の激痛を自分自身の激痛として、こどもの身体でも母親の身体でもない『間身体的』な場所に経験する」という記述において、この用語は用いられている（木村敏『分裂病の詩と真実』河合文化教育研究所、一九九八年、八六〜八七頁）。
(30)メルロー＝ポンティ、前掲注6、一六六頁。
(31)ミルトン・メイヤロフ『ケアの本質——生きることの意味』田村真・向野宣之訳、ゆみる出版、一九八七年、一一六頁。
(32)同書、一一五〜一一三頁。
(33)同書、一二四頁。
(34)同書、一二六頁。
(35)M・メルロ＝ポンティ『眼と精神』滝浦静雄・木田元訳、みすず書房、一九六六年、一三六頁。
(36)木村は、「こと」としての時間、出来事としての時間、アクチュアリティとしての時間を表現するために

「タイミング」という時間の動名詞が愛用されることになったのではないか、という。「このような時間が動き出す一瞬の刹那、（略）時間が発生するのはこの次元が個人の意識に触れたその瞬間、しかもそこで発生した時間がまだ『内的時間』としての意識の中に展開され終わらないあいだの出来事である」。ここで用いられる「アクチュアリティ」という用語は、次の理由で「リアリティ」とは区別されている。「リアルな時間は一本の流れとして表象される。この流れの上に未来・現在・過去が順々に並んでいる」。一方、「アクチュアルな時間では『いま』の生き生きとした存在がすべてである。（略）アクチュアルな時間が生成するのは生きて行為するわたしが世界と接触する境界面においてでしかない。そしてこの境界面では『いま』の時間と『わたし』という行為主体が完全に一つのものとして生きられている」。タイミングとは、このようなアクチュアルな時間なのである（木村敏『偶然性の精神病理』岩波書店、一九九四年）。

(37) 同書、九七〜一〇二頁。
(38) 同書、一六頁。
(39) 木村敏『生命のかたち／かたちの生命』青土社、一九九五年（新版）、八九頁。
(40) メルロー＝ポンティ、前掲注6、一一二頁。
(41) 同書、一〇九頁。
(42) 同書、一〇九頁。
(43) 同書、一一三頁。
(44) 同書、三六三頁。

第四章

(1) R・C・クワント『メルロー＝ポンティの現象学的哲学』滝浦静雄・竹本貞之・箱石匡行訳、国文社、一九七六年、七三頁。

(2) M・メルロー＝ポンティ『知覚の現象学2』竹内芳郎・木田元・宮本忠雄訳、みすず書房、一九七四年、二一九頁。

(3) メルロ＝ポンティは『知覚の現象学2』(前掲注2)において、共感覚的知覚を次のように述べている。
「私は、私の眼が見るとか、私の手が触れるとか、私の足が痛むなどと言うが、しかしこれらの素朴な表現は、私のほんとうの経験をあらわしてはいない。それらは私の経験についてすでにひとつの解釈を私にあたえているのであるが、この解釈は経験をその本来の主体から引き離してしまう」(一七頁)
「どんな知覚も一般性の雰囲気のなかで生じ、無記名のものとしてわれわれにあたえられる。(略)もし知覚的経験を正確に表現してみようとするなら、私は、ひとが私のなかで知覚するのであって、私が知覚するのではない、とでも言わねばならなくなろう」(二一頁)
「共感覚的知覚は〔むしろ〕通例なのであって、われわれがそれと気づかないのは、科学的知識が〔具体的〕経験にとってかわっているからであり、また、われわれが見ること、聞くこと、一般に、感覚することをきれいに忘れてしまって、われわれの身体組織や物理学者が考えるような世界からわれわれの見たり聞いたり感覚しなければならぬものを演繹しているからである」(四〇頁)

(4) 同書、一七頁。

(5) Morse, J. M. & Field, P. A., *Qualitative Research Methods for Health Professionals*. Thousand Oaks, London, New Delhi : SAGE Publications, 1995, pp. 34-35.

(6) 尼ヶ崎彬『ことばと身体』勁草書房、一九九〇年、一九三頁。

(7) Sorrell, J. M. & Redmond, G. M., "Interviews in Qualitative Nursing Research : Differing Approaches for Ethnographic and Phenomenological Studies." *Journal of Advanced Nursing*, 21, 1995, pp. 1117-1122.

(8) アーサー・クラインマン『病いの語り――慢性の病いをめぐる臨床人類学』江口重幸・五木田紳・上野豪志訳、誠信書房、一九九六年、六二頁。

（9）Sorrell & Redmond、前掲注7、p. 1120。

（10）Boyd, C. O., "Phenomenology : The Method." In, P. L. Munhall, & C. O. Boyd, (Eds). *Nursing Research : A Qualitative Perspective* (p.127), New York : National League for Nursing Press, 1993.

（11）長滝祥司『知覚とことば――現象学とエコロジカル・リアリズムへの誘い』ナカニシヤ出版、一九九九年、二九頁。

（12）Beck, C. T., "Phenomenology : Its Use in Nursing Research." *International Journal of Nursing Studies*, 31(6), 1994, pp. 499-510.

（13）Hunter, K. M., "Narrative, Literature, and the Clinical Exercise of Practical Reason." *The Journal of Medicine and Philosophy*, 21(3), 1996, p. 307.

（14）Greenhalgh, T. & Hurwitz, B., "Why Study Narrative?" In, T. Greenhalgh, & B. Hurwitz, (Eds). *Narrative Based Medicine* (p .4), London : BMJ Books, 1998.

（15）ロバート・F・マーフィー『ボディ・サイレント――病いと障害の人類学』辻信一訳、新宿書房、一九九七年、一六八～一六九頁。

（16）J・G・ペイターソン＋L・T・ズデラード『ヒューマニスティックナーシング』長谷川浩・川野雅資訳、医学書院、一九八三年。

（17）Parse, R. R., Coyne, A. B. & Smith, M. J., *Nursing Research : Qualitative Methods*. Bowie, MD : Brady, 1985. / Parse, R. R., "Parse's Research Methodology with an Illustration of the Lived Experience of Hope." *Nursing Science Quarterly*, 3(1), 1990, pp. 9-17.

（18）Benner, P., *Interpretive Phenomenology : Embodiment, Caring, and Ethics in Health and Illness*. Thousand Oaks, London, New Delhi : SAGE Publications, 1994. / Benner, P., Tanner, C. A. & Chesla, C. A., *Expertise in Nursing Practice : Caring, Clinical Judgment, and Ethics*. New York : Springer Publishing Company, 1996.

(19) ジーン・ワトソン『ワトソン看護論——人間科学とヒューマンケア』稲岡文昭・稲岡光子訳、医学書院、一九九二年。

(20) A・ジオルジ『現象学的心理学の系譜』早坂泰次郎監訳、勁草書房、一九八一年。

(21) Colaizzi, P. F., "Psychological Research as the Phenomenologist Views It." In, R. S. Valle, & M. King, (Eds). *Existential-Phenomenological Alternatives for Psychology* (pp. 48-71), New York : Oxford University Press, 1978.

(22) van Manen, M., *Researching Lived Experience : Human Science for an Action Sensitive Pedagogy*. Albany : State University of New York Press, 1990.

(23) 例えば、Omery, A., "Phenomenology : a Method for Nursing Research." *Advances in Nursing Science*, 5 (2), 1983, pp. 49-63 / Munhall, P. L. & Boyd, C. O., *Nursing Research : A Qualitative Perspective* (pp.99-132), New York : National League for Nursing Press, 1993 などに詳しい。しかしながら、ここに紹介された方法論は米国において開発されたものであり、こうした米国流のスタイルに対して異論を唱える論文や著書もいくつか見られる。後にもとりあげるが、例えば、以下のような文献では方法論についての議論を行なっているので参考にしていただきたい。Jasper, M. A., "Issues in Phenomenology for Researchers of Nursing." *Journal of Advanced Nursing*, 19 (2), 1994, pp. 309-314. / Crotty, M., *Phenomenology and Nursing Research*. Melbourne : Churchill Livingstone, 1996. / Lawler, J., "Phenomenologies as Research Methodologies for Nursing : From Philosophy to Researching Practice." *Nursing Inquiry*, 5 (2), 1998, pp. 104-111. / Caelli, K., "The Changing Face of Phenomenological Research : Traditional and American Phenomenology in Nursing." *Qualitative Health Research*, 10 (3), 2000, pp. 366-377.

(24) Wilde, M. H., "Why Embodiment Now?" *Advances in Nursing Science*, 22 (2), 1999, pp. 25-38.

(25) パトリシア・ベナー『ベナー看護論——達人ナースの卓越性とパワー』井部俊子・井村真澄・上泉和子訳、医学書院、一九九二年／Benner, Tanner, & Chesla、前掲注18など。

(26) パトリシア・ベナー＋ジュディス・ルーベル『現象学的人間論と看護』難波卓志訳、医学書院、一九九九九年。

(27) ベナーとルーベルは、ドレイファスによるハイデッガーとメルロ＝ポンティ解釈の講義、およびラザラスの講義をカリフォルニア大学で受けているため、彼女らの仕事における理論的視角は、これらの講義に基礎をもっている。それゆえ、『現象学的人間論と看護』の中心的なテーマは、ハイデッガーの〈気づかい (caring)〉とラザラスの〈ストレスと対処 (stress and coping)〉となっている。

(28)『現象学的人間論と看護』において embodied intelligence は、「身体に根ざした知性」（四八〜五二頁）と訳されている。しかし、メルロ＝ポンティの言う「身体知」は、「意識される手前において働き出すいとなみそのものに宿されている知」、という性質をもっており、決して身体から離れた知としては語られていない。それゆえ本書では、メルロ＝ポンティの「身体知」のニュアンスをできる限り生かして、「身体化された知性」と訳すことにした。

また「身体知」は、しばしば熟練者の身についた技という意味で語られる。近年、日本においてもこうした「知」に関する議論が多く見られるが、ベナーのいう「知」とは異なった意味で探究されているように思われる。この点は今後、議論を重ねていく必要があるだろう。

(29) ここでの五つの次元とは、(1)生得的複合体 (inborn complex) (2)熟練技能を具えた習慣的身体 (habitual, skilled body) (3)投企的身体 (projective body) (4)顕勢的身体 (actual projected body) (5)現象的身体 (phenomenal body) である。生得的複合体とは、赤ん坊が生まれたときに具えている前文化的な身体である。熟練技能を具えた習慣的身体は、人からどれだけ離れて立つか、挨拶の仕方といった、文化的・社会的に学習される姿勢・身ぶり・習慣がすべて含まれる。こうした身体習慣は、人生の初期に親などに己を同一化し、その人たちの行動を模倣することで習得される。また投企的身体とは、実効的な (virtual) 身体、つまり正常で熟練したふるまいが取れているという身体のあり方を言い、顕勢的身体とは、人がそのつど現に投企している身体のことである。コンピュータの前に坐るとき、操作者はキーボードに関わる過去の経験と熟練動作に合致した形で身体を投企する。そして現象的身体とは、身体的存在としての人間が己れについて持つ身体像である。これまで「身体イメージ」という標題の下で記述・研究されてきたことはすべてこのカテゴリーに収まる(ベナー+ルーベル、前掲注26、七九〜八五頁)。ベナーは、メルロ＝ポンティの著作に対するこうした解釈は、ドレイファスの注釈に負うと述べている。ドレイファスは現象学的世界観にもとづいて、人工知能批判を行なったことで有名な米国の哲学者である。注36など参照。

(30) 同書、八〇〜八一頁。
(31) 同書、四三三〜四三四頁。
(32) 同書、四三四頁。
(33) Rolfe, G., "Beyond Expertise : Reflective and Reflexive Nursing Practice." In, C. Johns, & D. Freshwater, *Transforming Nursing Through Reflective Practice* (pp. 21-31), Oxford, London, Edinburgh, Malden, Carlton Victoria, Paris : Blackwell Science, 1998.
(34) Schön, D. A., *The Reflective Practitioner : How Professionals Think in Action*. New York : Basic Books, 1983. 邦訳：ドナルド・A・ショーン『省察的実践とは何か——プロフェッショナルの行為と思考』柳沢昌一・三輪建二訳、鳳書房、二〇〇七年。
(35) Rolfe、前掲注33、pp. 27-28。
(36) ヒューバート・L・ドレイファス『コンピュータには何ができないか——哲学的人工知能批判』黒崎政男・村若修訳、産業図書、一九九二年／同『世界内存在——『存在と時間』における日常性の解釈学』門脇俊介監訳、榊原哲也・貫成人・森一郎・轟孝夫訳、産業図書、二〇〇〇年。
(37) Rolfe、前掲注33、pp. 24-25。
(38) 同書、pp. 26-27。
(39) ベナー+ルーベル、前掲注26、四三三頁。

（40）クワント、前掲注1、七二〜七三頁。
（41）Caelli, K., "The Changing Face of Phenomenological Research : Traditional and American Phenomenology in Nursing." *Qualitative Health Research*, 10 (3), 2000, pp. 366-377.
（42）ベナー＋ルーベル、前掲注26、四三三頁。
（43）M・メルロー＝ポンティ『シーニュ 2』竹内芳郎・木田元・滝浦静雄・佐々木宗雄・二宮敬・朝比奈誼・海老坂武訳、みすず書房、一九七〇年、二九頁。
（44）ベナー＋ルーベル、前掲注26、四三四頁。
（45）松葉祥一・西村ユミ編『現象学的看護研究――理論と分析の実際』医学書院、二〇一四年。研究書として、村上靖彦『摘便とお花見――看護の語りの現象学』医学書院、二〇一三年／西村ユミ『看護師たちの現象学――協働実践の現場から』青土社、二〇一四年／西村ユミ・榊原哲也編『ケアの実践とは何か――現象学からの質的研究アプローチ』ナカニシヤ出版、二〇一七年／前田泰樹・西村ユミ『遺伝学の知識と病いの語り――遺伝性疾患をこえて生きる』ナカニシヤ出版、二〇一八年、など。また、榊原哲也『医療ケアを問いなおす――患者をトータルにみることの現象学』（筑摩書房、二〇一八年）では、現象学がどのような哲学であるのかを概観したうえで、「患者をトータルにみる」ことが現象学的に明らかにされている。
（46）M・メルロー＝ポンティ『知覚の現象学 1』竹内芳郎・小木貞孝訳、みすず書房、一九六七年、二四頁。

あとがき

植物状態患者の専門病院で調査を終えてから約一年一〇ヵ月が経った。調査中は、頻繁に現場を行き来していたが、このところずいぶん長く現場から離れて「思考」しているような気がする。離れることで気がかりなのは、ともすると宙に浮いた「思考」ばかりになりがちなことだ。そうならないようにと意識すればするほど、現場ならではのどっしりした手応えが、指の間からこぼれ落ちてしまいそうな感覚に駆られる。なんとかその手応えを保っていられるのは、学生の病棟実習にくっついていけるからだと思う。教員とは名ばかりで、患者さんとじかに接している学生たちから、逆に教えられ、励まされているというのが本当のところだ。ときどき余分なちょっかいをだしては、学生を当惑させてみたり、前のめりになって受け持ち患者に声をかけている姿を遠巻きに眺めたりしている。私もいっしょに……、とはやる気持ちをぐっとこらえながら。今では、学生たちとの関わりを介して、こんなふうに現場を垣間見ることが、私の現場感覚の糧となっている。

この本は、私が臨床の現場で感じとっていたことを、現場で生き生きと実践している看護師さんたちと語り分かち合った経験をとおしてまとめたものだ。ある意味で、私自身の臨床での経験を確かめていく過程を綴ったものともいえる。だから本書は、自然と私の足どりをなぞったような構成になってしまった。途中から、メルロ゠ポンティの言葉が盛んに登場するのも、植物状態と呼ばれ一見沈黙を守っているように見える患者に、ついつい手で触っていたり、そのまばたきに語りかけている私たち看護師の行為を、問いなおす手がかりのように思えたからだ。植物状態患者が目で合図をしたなどと言うと、「思いこみ」とも言われかねない。でも、じかに患者と関わって感じとった私たち看護師の経験は、実践する者の、そのいとなみを支える力として欠かせないものなのではないだろうか。科学的な根拠よりもずっと、確かな手応えをもった事実なのだから……。

表現こそ違うが、メルロ゠ポンティの記述によって開かれるその同じ感覚を、ともに語り合った看護師の生き生きとした経験から与えられていたように思う。本書のもとになった研究をはじめたころ、私にとって『知覚の現象学』などの著書は難解な哲学書だった。ところが、語られた看護経験を何度も読み返しながらこれらの書物を読みなおしていくうちに、それは難解な言葉や文章としてではなくて、馴染みのある感触として伝わってくるようになった。感触、感覚、雰囲気……。いずれも言葉ではうまく「説明」できないような経験だからかもしれない。

そうした経験を言葉にすることで、かえってリアルな感覚に覆いをかぶせてしまうことにもなりかねない。記述を試みながらいつも、このことが気がかりだった。生の経験を歪めずに伝えられるように、看護師Aさんの語りを私の言葉でまとめてしまわないようにと。そのため本書では、Aさんの言葉をそのまま「」で括って、できる限り記述の中に織り込んだ。こうしたことが文章の流れを悪くし、読みにくくしているかもしれない。また、もともと言葉では表しにくいことの記述を試みたために、断定しきれなくて曖昧なままにしている箇所も多い。私の未熟さのためと読み流してほしい。

本書を書き終えてあらためて読み返してみると、深まりが足りなかったり、見当違いではないか、と思われるところが幾つも見つかる。そのたびに、書き換えたり削除したりを繰り返してきたが、そろそろ終えることにしたい。あまり現場から離れていすぎて、かつて抱いていた手応えが稀薄なままに記述に手を加えてしまいそうだから……。患者さんの顔を拭いているとき、ふと見せてくれた表情に驚いたり、それを同僚たちといっしょになって喜んだりしていたころとは、やはり私の中の何かが違う。患者さんの苦しみをなんとか取り除こうとして奔走したり、命の危ぶまれる緊迫した状況に身を置いていたころとは、感覚が微妙に違ってきたから。

本書の原型は、私の博士論文（一九九九年度日本赤十字看護大学大学院看護学研究科に提出した学位論文）だった。が、いろいろと触っている間に随分と内容が変わってしまった。

でも変わらずに、「学問をすることは、単に理論などの知識を勉強することではなくて、もののごとを深く追究し、自分の言葉でそれを表現していくことですね」と語りかけてくれるのは、博士論文を指導してくださった樋口康子先生である。驚異的なスケジュールにもかかわらず分厚いデータをすべて読み込み、「こんなふうにまとまらないかしら」と、いっしょに考えてくださった。本書が先生の期待にどこまでこたえられているか、少し心配に思うが。Aさんの語りを読んで「私の世界観が変わった」とおっしゃってくださったのは、現象学的な態度や記述についていっしょに考えてくださった池川清子先生である。一貫して看護の現場における実践知・学を探究し続けている先生の姿勢から、多くを学ばせていただいた。本書にお言葉をいただいた鷲田清一先生には、メルロ＝ポンティの思想の豊かさと味わい深さを教えていただいた、というよりもさりげなく感じとれるように伝えていただいた。私の勝手な解釈だが、先生は僅かな時間でも直接顔をあわせてお話しされることを大切にしてくださっていたように思う。電話などの文明の力は、ある意味でコミュニケーションを容易にしたが、そのことが他者との間に距離をつくってしまい、〈身体を介した交流〉を遮蔽する。先生の姿勢からは、そんなことまでを学ばせていただいた。

長期間にわたりおつき合いくださった、植物状態患者の専門病院の患者さん、看護師さん、とりわけ本書の主人公として登場していただいたAさん。どのかたがたも、いっしょに働くスタッフのように私を受け入れてくださり、しまいには「あれ西村さんだったんですか。うちのスタッフかと思った」と、見分けがつかなくなるまで親しませていただいた。修士論文の指導者であり、自然科学的思考とその限界を研究と臨床をとおして教えてくださった工藤一彦先生、研究にゆき詰まったときなどにはいつも長話におつき合いくださった河原智江さん、ご助言や応援をいただきました多くのかたがた。みなさまとの出会いがなければ、本書を仕上げることはできなかったと思います。この場をお借りして、お礼申し上げます。

最後になりましたが、ゆみる出版の田辺肇さんには、長い間、大変お世話になりました。田辺さんの励ましと、ときに厳しいまなざしがなければ、私のこだわりを私自身の言葉で綴ることはできなかったかもしれません。本当にありがとうございました。

二〇〇一年一月

西村ユミ

文庫版あとがき

本書のもととなっている『語りかける身体――看護ケアの現象学』（ゆみる出版）の出版から、既に一七年が経った。Tセンターで調査を行なっていた頃からは、二〇年余り経ったことになる。この二〇年間、鷲田清一先生の「いつも経験のなかにとどまり、それをいわば内側から切開してゆく」ことが現象学の試みである、という言葉を読むたびに、問題が発生する場所そのものに身を浸すことができているだろうか、と自問自答を繰り返してきた。

そんな私の問いを誰かが聞いていたのではないか、と思うほど、この間、遷延性植物状態の患者たちの現場や問題から距離をとりそうになると、いくつもの事態に引き留められた。

ずっと続いているのは、学会、研修会、大学などの教育機関での講義やワークショップ、患者・家族の会での講演会などで「遷延性植物状態患者の看護ケアと現象学的研究」に関するお話をする機会である。当初は、博士論文の次なる研究テーマに着手することも目論んでいた。事象に忠実であることを大事にするのであれば、現象学からも距離をとった方がよいと思ったりもした。しかし、今でもなお「遷延性植物状態患者の看護ケアと現象学的研究」

のお話は、依頼を受ける仕事の多くを占めている。繰り返し話してきたためだろうか、最近では、講義をしながら自身の言葉を反芻し、人に関わる仕事をする者として、看護やケアを専門とする者として、こうした患者との交流の基盤となっている経験を忘れてはならない、と戒められているような感覚を覚えるようになった。

不思議なものである。本書のテーマは、私自身が看護師として経験したことに端を発している。その問いに、調査先の看護師さんの実践と聴き取りの記述を通して応え、それを読んでくださった方にこの内容を話すことを求められ、それに応じること自体のうちで、自身の問いと応答に再度出会いなおし、自身の問いとケアの本質ともいえる事柄に改めて気づかされる。この再帰的な往還は、多くの方々に支えられて実現している。

ここ数年にも、いろいろな出来事と繋がりがあった。

その入り口は、河北新報社編集局から、書籍を編むために企画したインタビューを受けたことにあったように思う。河北新報社は、「植物状態」の方々に関する記事を、それまでに何度も紹介してきた新聞社であった。まだ、前任校の大阪大学コミュニケーションデザイン・センター（当時）に所属していた頃、東北から記者の方がお越しになり、本書の内容に関わることを聴き取っていかれた。が、あまり間をあけず、東日本大震災が起こった。後に知ったのだが、河北新報社は罹災し、その様子は『河北新報のいちばん長い日——震災下の地元紙』として二〇一一年に出版されている。担当者が命に関わる状況に陥っているのか、と心配をしていた頃、『生きている――「植物状態」を超えて』（河北新報社編集局編、日本評論社、二〇一二年）が出版された。お送りいただいた書籍を手に取り安堵したのと同時に、ページを捲っていくと、東日本大震災で被災された植物状態にある方々とその家族の状況などが綴られており、記者がどうしても伝えたかったことを編むのに時間を要したことが伝わってきた。大事なお仕事だと思った。

所属大学の学生が、植物状態の患者さんの看護に関する卒業研究に取り組むことに関わった経験もある。直接指導をしたのは福井里美先生だったが、その学生と教員から協力依頼を受け、Tセンターに同行して研究協力依頼を行なった。調査を終えて十余年も経ていたため、知っているスタッフも少なくなっているだろう、と勝手な考えをもって訪問した。が、それは私の思い違いだったとすぐに思い知らされた。Tセンターで出迎えてくれたのは、なんとAさんだったのだ。調査にご協力くださった多くの看護師さん方も、Tセンターで、センターの患者さんたちの傍らでケアを続けていた。それを、次の世代の学生が、調査により聴き取り、まとめた卒業研究を私が読む。この学生は、本書のもとになる書籍に目を通して引用もしてくれ、新たな看護学の知見を作り出そうとしたのだ。この卒業研究を読むことにも、先に述べた再帰的循環が起こっていると思った。

この学生の取り組みは、私にとって本当に嬉しいものだった。また何よりも、TセンターのAさん、看護師さん方の患者さんへの変わらぬまなざしには、支えられる思いがした。Tセンターは私が調査をした後に、様々な制度改革によってその機能を組み替えてきた。しかし、Tセンターの看護の基盤は変わっていない。学生の研究発表を聞いて、そう思った。それは、長期にわたって植物状態の患者さんに関わり続けることで蓄積してきた看護であると同時に、患者さんの応答を待ち続ける姿勢を貫いてきた成果だと思う。

さらに、この数年後。ある施設の方からの電話に始まり、原因不明で意思の疎通が難しい状態となった方のご家族のお話を伺う機会があった。この出来事にも、多くを反芻させられた。

この方とは、幾度か電話でお話をした後に、直接お目にかかる機会を得た。講演の依頼を受けた学会が、その方が居住する近県で行なわれたのだ。そのご家族は、なんとその学会にお越しくださり、また大会長の福島裕子先生のご配慮によってゆっくりお話をすることが叶った。そこでのお話から、Tセンターのような施設は限られており、治療や療養の場を探しあぐねている患者さんやご家族の苦悩を痛感した。本書でも著した通り、植物状態はいつ、どんな理由で、誰が陥るかもわからない状態である。そうした方々への公的な支援は、私たちがともに生きる社会の力となるのではないだろうか。

それを組織的に推進しているのが、「全国遷延性意識障害者・家族の会」の皆さんである。先述したご家族のご縁により、二〇年弱ぶりに、代表の桑山雄次さんと再会することができた。私が、博士論文の予備調査として行なった研究を発表した研究会でお目にかかって以来であった。この会の講演会でお話をし、難解な内容に頭を抱えさせてしまったことを反省しつつも、その後の懇親会で、またその後に会員の皆さんにいただいたメールやお手紙で、はっとさせられることをたくさん伺った。とりわけ、「意識障害」とされる自身の家族と共に生きていること自体を、一緒に暮らしを楽しむことの大切さを教えられる機会となった。その後、私も患者会のメンバーとなり、末席でホットな議論に触れさせていただいている。

このように振り返って、改めて気づかされたことがある。AさんやTセンターの患者さん、植物状態となった人たちやそのご家族、植物状態患者の存在やケア、コミュニケーションなどに関心をもつ学生さんや医療者の方々から私たちは、「人が生きるとはどういうことか」という根源的な問いを投げかけられているのだ。本書において、これを問う方々に少しでも近づき、この問いにじっくり向き合い続けることができたら嬉しく思う。

「経験のなか」にとどまり続けること。ここ十余年は、毎年八月の二週間、急性期病院の看護実践のなかに身を置いてきた。本書で著した、経験しているけれどもはっきり自覚していない看護実践は、植物状態の患者さんとのあいだでのみ起こっていることではなく、日常的な看護実践を支える営みでもあるのではないか。そう考えて、二〇〇七年から、社会学者である前田泰樹さんと病院での調査を始めた。調査場所を数年毎に変え、今年は、地域との接点である外来看護と在宅看護の場に潜入した。メディカルソーシャルワーカーとの接点も持った。分析はこれからだが、地域との「接点」へ徐々に移動してきたことには納得させられた。

看護実践は、患者を中心に多様な事柄と結びついている。その結びつきを手繰り寄せていくと、次なる調査場所がおのずと決まってくる。急性期病院の中で調査をしているつもりが、地域との接点、さらには病院をも包含する地域へと押し出されてきた。現象学は、事象そのものへ立ち返ることを要請する。その態度が、調査する場所をも定めている。なるほど、病院で治療を受ける患者の看護は、地域で生き暮らすことと深く結びついている。

この結びつきは、植物状態にある患者さん方やその家族に、いま、まさに問われている事柄とも深く関係していると思う。調査で見てきた人々の〝いま・ここ〟は、これまでの歴史や未来の展望という時間性と、状況によって移り変わる場所性との交差の現われでもあった。ここには、人々の生を支える看護実践が見てとれる。その支えにおいて課題となるのは、人々が地域でいかに暮らしていけるか、という点である。短期入院という現状において、退院後に、どこで、どのように、誰と共に暮らすのか。どのように生きていくのか。そもそも生きるとはいかなることか。植物状態患者に関わる人々の「人が生きるとはどういうことか」という問いと、ここで結びつく。

本書のもととなった書籍では、ゆみる出版の田辺肇さんに、たくさんの刺激やアドバイスをいただいた。そのプロセスで、本をつくるとはどういうことかを学ばせていただいた。この場をお借りして、改めて御礼を申し上げたい。

メールが届かないなどのハプニングもあったが、諦めずにご連絡をくださり、本書が新たな情報を得て更新されるようサポートしてくださったのは、講談社学芸クリエイトの今岡雅依子さんだ。今岡さんからの、一般の多くの方にも読んでもらいたい、そのため文庫での出版を進めたいというお話をいただき、最初は驚いた。予期せぬことであったのと、先述のような経過があったためだ。どこかで見ていたのではないか、とも思ったくらいだ。出版までのプロセスでは今岡さんとともに、食物と器を出し合って、一緒に美味しい料理を提案し合って作っているような感触を得ながら進めてきた。たくさんの齟齬や読み落としなどを丁寧、かつスピーディに確認し、また情報の更新の提案をしてくださったためか、前とは一味違った書籍となったように思う。今岡さんとの出会いとご支援に感謝いたします。

二〇一八年八月三一日

西村ユミ

解説　臨床のまなざし、現象学の思考

鷲田清一

現象学という名前に魅かれ、哲学に何かを期待するひとは多いとおもう。現象学はわたしたちの経験のその全体を上空から見下ろすように分析するのではなく、いつも経験のなかにとどまり、それをいわば内側から切開してゆく思考だといわれている。だから、とくに「生活」の現場でいろいろな問題に逢着しているひとがその問題じたいを設定する枠組を組み立てなおす必要を感じているときには、その思考に触手をのばしたくなる。とりわけ、医療という、先端的な科学技術が浸透した現場で科学的視線のさまざまな限界を身をもって経験しているひとたちは、現象学の科学批判のやり方、そのラディカリティに多くを期待する。

が、現象学の研究書を開いてこの哲学的思考に与《あずか》ることに挫けたひともまたとても多いのではないだろうか。この哲学が視野に入れている世界が途方もなく大きすぎてどこから取りかかったらいいかよくわからない、概念があまりにアカデミックにすぎて難解でそもそもここに書かれてあることがじぶんの問題とどうかかわるのか見えてこない、「記述」を言いながら分析のプログラムばかりがあって具体的にどう思考するのかがわからない、「生活世界」への還帰をいいながら議論は認識と論理の問題に終始している……。現象学の書物を開いて、そんな訝《いぶか》しい想いに囚われたことのないひとはめずらしいのではないだろうか。現象学のナイフを使うと世界がこんなふうに見えてくる……そういう試みになかなか出逢えずにいるうちに、ひょっとしたら現象学者の世界経験じたいが浅いのではないかと、訝しくおもうようにさえなる。

現象学の創始者といわれ、わたしたちの世界経験についてあれほど精密な分析をしたエドムント・フッサール自身が、じつは、そういう訝しげなまなざしを晩年にみずからの仕事に向けることがあったらしい。子どものときに、ひとからナイフをもらったが、切れ味がわるいのでくりかえし研いだ。もっと刃を鋭くしようと懸命に研いでいるうちに、研ぐことそのことに夢中になってしまい、気がついたら刃がすっかり磨り減って、何も切れなくなっていたと、寂しげに幼少の頃の思い出を語った……。そんなできすぎともいえそうな逸話が残っている。

現象学はたしかに二十世紀の哲学の事件であった。現象学は、世界とその内部のさまざまな実在的ないしは想像的な対象の存在を、世界がまさにそのようなものとしてわたしたちに現われているその構造に即して問うてゆく。事物が存在するというのは、事物がわたしたちにたいして何らかの対象として現われているということにほかならないからだ。わたしたちと世界との錯綜した関係を、あくまでその関係のなかで、その根源にまで立ち返って問いなおすなかから、やがて哲学の伝統的な思考に激震をひき起こすような問題が見えてきた。ひとはどのように空間のうちに住み込むのか、わたしたちは時間というものをその経験のなかでどのように構成するのか、物はどういうかたちで対象として現われてくるのか（あるいは、わたしたちは物をどのようなかたちで経験しているのか）、他者へのかかわりというのはどのようにして紡ぎだされてくるのか、〈わたし〉は何に突き動かされているのか、科学とはどのような知なのか、感覚とは何か、意味とは何か……。そのような問いを突きつめるなかから、身体性、間主観性、受動性、時間化、生活世界など、従来の哲学的思考の地平を激しく揺さぶるような概念が生みだされた。二十世紀の哲学のさまざまなテーマのどれひとつとして、現象学とは無縁に語りえないかのようにおもわれた。じっさい、心理学、精神医学、社会学、言語学、科学哲学、はては地理学までにその影響は深く及んでいった。

現象学の中興者自身が、現象学を「実証主義」として規定していることは、意外に知られていない。哲学の実証主義。科学の実証主義は、存在すると設定されたある抽象的な存在の層への還元であるのに対して（たとえば数量的に測定可能な感覚データ、知覚可能な物質体への）、哲学は経験という地盤から離れないという意味で、つねに実証的であろうとする。

なのに、その現象学の「実証的」な研究にいちから取り組む仕事というものには、なかなか出逢えない。それは現象学者が問題が発生するその場所そのものに身を浸すということがじゅうぶんにはできていないからではないか、そういう想いがときにわたしをとらえる。メルロ＝ポンティはめずらしい例外である。かれは、生理学や心理学、人類学や言語学など、同時代の科学理論の仕事のなかに深く身を挿し込んでいった。同時代の芸術や文学、そして政治の世界にも深く身を浸していた。そのただなかで現象学の思考をくりひろげた（ときには突然、コギトの分析のなかに恋心についての「記述」が延々とはさまったりする）。一方で、フッサールやハイデッガーが切り伐いた思考の地平を引き継ぎ、それのみならず西欧の哲学的伝統とも深い批判的な対話をおこないながら、哲学的思考というものの可能性をいろいろなかたちで示してくれた。

その仕事から、この本の著者、西村ユミさんの研究はとても多くを得ている。看護学という研究分野では、現象学の思考は以前から親しいものであったようだ。《現象学的看護学》という言葉もよく眼にする。しかし、一方で現象学的思考のその細部を緻密に再構成することなく経験を「ありのままにとらえる」哲学というふうに大きくとらえるだけですぐに現場に踵を返したり、他方で現象学的還元だとか志向性、ノエマといった操作概念を振りまわして、方法論的な次元でその「応用」が終わるようなむきが少なくない。身体性、他者性、受動性、あるいは感覚、運動、時間といった発見的な概念をわがものとし、それを駆使して現場と理論とのあいだをなんども往復するという仕事には、ほんとうのところなかなか出逢えないでいる。従来の現象学の問題性が看護学の領域でも反復されているような印象を拭いえない。

西村ユミさんの博士論文の執筆過程にささやかながらかかわらせていただいて驚いたのは、西村さんにおいてメルロ＝ポンティの現象学的な発想法がほんとうに身に沁み込んでいるということだった。

西村さんがなぜ看護の現場に現象学的思考を取り入れる必要を感じたかは、第一章に詳しく書かれている。そのとき彼女が立つことに決めた場所はとてもよく考えられたものだ。看護をしながら他の看護師の経験を分析するというスタンス。

物を外から観察するのではなく、物についての経験をほぐしてゆきながら、物が物として現われてくるそのしくみを物に語らせる、それが現象学的な分析のスタンスだとすれば、相手が人のばあいは、それは語らいのなかでほぐされてゆくものであろう。対象としての相手ではなく、ともに経験というものをそれぞれに紡ぎながら生きている者として。すると、それはちょうど物についての経験の分析が経験する者の自己理解の更新をうながすのと同じように――メルロ＝ポンティは、「哲学とはおのれ自身の端緒がたえず更新されてゆく経験である」と述べている――、語らいのなかで（西村さんという）看護というといとなみにたずさわる人の自己理解をも組み換えてゆくにちがいない。

西村さんはだからただたんに、分析の素材を収集するために「聴き取り」をおこなったのではない。

西村さんがそもそも現象学的な分析というものにじぶんの研究の転換を賭けることになったきっかけは、「植物状態」を「意識障害」として捉える視点への疑問である。これらの患者は、「自分自身や自分を取り巻く環境を認識できず、他者と関係することが不可能である、と定義されている。しかしながら、実際に彼らと接している看護師や医師の多くは、この定義からは理解できないような『患者の力』を目の当たりにしている」と、西村さんはいう。一方でしかしこれは、看護する者自身が、ひょっとしてひとり相撲をしているのではないかとおもうことさえある、それほど微妙な徴候なのである。それをたとえば脳波の検査はあっさりと削ぎ落とす。「特定の脳波という指標に人間の行動が還元された時点で、多くの情報が捨象され切り捨てられてしまっていることは誰の目にも明らかである」。こうした疑問から西村さんの長い探究の旅が始まった。

患者のまばたきは「返事」であって「反射」でないこと、さらには「表情から『まぶた』のみを、さらに時間の流れやその場の状況から、まぶたの動いたその瞬間のみを切り取ってくるという、自然科学的発想のもとに行なわれた研究（略）この研究を読んだある看護師の『私たちはこんなふうに患者さんたちを見ていない』と憤慨しながら語った言葉が、人間の知覚をその状況から切り離して取り出そうとすることの限界を端的に示している」。

データの収集・処理は、そもそもが患者の徴候や症状をどういう規準へと還元して捉えるかという理論をすでに含んでいるし、さらに患者にどのように接していくか、つまり患者と看護師の関係のあり方がデータそのものをときに大きく変えるという別の問題もある。西村さんはその問題性の全体を視野に入れて、「遷延性意識障害」というものを捉えなおそうとするのであり、ひいては看護といういとなみそのものについて問うていこうとするのである。

そこで西村さんは、患者のケアに参加しながら観察するという、一見すれば特異な方法をとる。患者は被験者という意味、加療や看護の対象という意味で、通常とは逆にサブジェクトといわれるが、西村さんはまさにそのサブジェクトの意味を、対象としてのオブジェクトの意味から主体としてのサブジェクト本来の意味へと連れ戻そうとするのである。ちなみにここでのヒアリングの対象となっているAさんもまた、「目をパチンしてください」「ラジオかけてもいいですか」という「命令」や「質問」のかたちをとる声かけではなく、雑談のような、「返答とかリアクションを求める関わりじゃない」ようなかかわりのなかで患者さんに接していた。そういう関係のなかではじめて見えてくるもの、それを手がかりに「遷延性意識障害」を従来とはちがった仕方で捉えなおし、さらにはAさんのその経験をじぶんの経験に照らしあわせて看護やケアといういとなみの意味そのものを考えなおそうとするのである。

ひとりのプライマリー・ナースの傍らで、みずからもその看護をともにしながら、観察をおこなおうということ。そのことに、科学としての一般性を欠くという批判もありうる。しかしデータ収集を背後から規定している科学理論の視点そのもの、とくにそこでいわれる「客観性」という概念そのものの妥当性を問いただそうとしているのだから、問題はデータを数多く集めるということではない。西村さんは「植物状態患者」の状態を認識障害者ととらえることでじつは、かれらが他者との交流を閉ざされた存在とみなされることを問題にしているのだから、あるひとりのプライマリー・ナースがひとりの人として持続的にかかわるなかで、西村さんの言い方だと、患者を客体としての身体のうちに押し込んでしまうことなくかかわるなかで、見えてくるものが重要なのである。そこで西村さんはあるひとりのナースの、その卓越したパーソナリティのゆえに患者とのあいだに深い交流の起こった例を取り上げる。

そのスタンスはしかも、患者と看護師のあいだだけでなく、その看護師と、西村さんという観察するもうひとりの看護師のなかにも据えられる。「後からの」語りという捉えなおしのなかでそれは経験としてのかたちをとってゆく。だからここでは、あらかじめ分類やカテゴライズのなかで記述するのではなく、記述されることで意味の発見が促されるという、そういう場に身を置くことがたいせつなのである。もっともこのばあい、語り手自身にみずからの経験を分析させてはならない。それは分析であってもう記述ではない。語りあうなかでおのずと生みだされてくるものに賭けること、そのために西村さんは「Aさんの語りを聴きながら、私のうちにごく自然に湧き上がってくる言葉は、その都度表出するようにしてきた」という。あるいは、「今回行なったインタビューでは、Aさんに自分の経験を分析的に反省することを要求しなかった。例えば、一つの出来事の内容を分解して、一つずつ細かにたずねていくという作業は行なわなかった。そうではなく、『芋蔓式に出てくる』というAさんの言葉が象徴しているように、語り合うことによって自然に生み出されてくることを聴き、そうした経験に私自身の〈身体〉を沿わせるという姿勢を貫いた」という。からだ全体で相槌を打つというのもそのひとつである。西村さんは、メルロ＝ポンティのいう〈間身体性〉という概念をその看護分析のなかで発見的なものとして重視しているが、それは分析の対象となるものにおいてだけでなく、彼女の分析の作業、つまりその語らいそのもののなかに生かされている。

周到である。かかわることと距離を置くことの絶妙なバランスがとれている。そのなかで、語る者の言葉が開かれ、ほぐされ、聴く者のあらかじめ所有していた言葉が組み換えられるということも起こる。記述がケアと交差するというのはすごいことだとおもう。ケアに向かおうとする看護師の身体ごとの運動、それが、患者のそれがこっちに向かってくるときにそれに絡んでゆくという、たがいに促しあうようなケアの関係、つまり「視線が絡む」とか「触れる」といった、Aさんと患者さんとのあいだに生まれていた間身体的な関係が、そのまま西村さんとAさんとのあいだにも移行させられているのである。「声かけの響きがまだ残っているその間に『まばたき』の動きが入り込んでくるような」場面というのは、西村さんとAさんとのあいだにもたしかに生まれている。「なんかこう泉を覗き込んだときのような感覚、真っ暗でその先に何もないような気がしたんですよ」といったAさんの述懐も、それについての西村さんの濃《こま》やかな分析も、そういう場所から立ち上がっているのだ。

経験しているのにそれとして気づかないでいたこと、知ることは知ったがそれでも納得できていないこと、それは生みだされた経験の結果からではなく、生みだされつつある経験のなかで問われるべきことがらだ。ベルクソンやメルロ＝ポンティの愛用した言葉でいえば、「生まれつつある状態において」(in statu nascendi) 捉えられねばならない。

長田弘という詩人にこんな言葉がある。「みえてはいるが誰れもみていないものをみえるようにするのが、詩だ」。わたしはこれこそ現象学の定義だと考えてきたものだが、この定義は西村さんの現象学のなかでなによりも生かされているとおもう。「手がかり」とか「捉えなおし」といった、メルロ＝ポンティのふつうあまり注目されないがきわめて重要な方法概念が、西村さんの具体的な分析のなかでたしかに働いているのにも、正直なところおどろかされた。

わたしが西村さんのお仕事に読み取ったもっともたいせつだとおもわれること、それはひとつの身体的な存在が別の身体的な存在のかたわらにあるときに、そこに生まれる身体のコモンセンス、いいかえると感覚相互の浸透しあいでありまた社会的な感覚でもあるようなコモンセンス、それを科学は引き裂いてきたのではないかという問いである。本書でしめされているのは、哲学と臨床とがひとりの人のなかで深く交差した、稀有な仕事だとおもう。

（哲学者、二〇〇〇年一二月記）

KODANSHA

本書の原本は、ゆみる出版より二〇〇一年に刊行されました。
文庫化にあたり、情報を更新し、加筆修正を行ないました。

西村ユミ（にしむら　ゆみ）

東京都立大学健康福祉学部看護学科教授。看護師。日本赤十字看護大学卒業。神経内科病棟勤務などを経て，日本赤十字看護大学大学院看護学研究科博士後期課程修了（基礎看護学専攻）。現象学・身体論を手がかりに看護ケアを探究する。臨床実践の現象学会主宰。著書に『交流する身体』『看護実践の語り』『看護師たちの現象学』など。

講談社学術文庫

定価はカバーに表示してあります。

語《かた》りかける身体《しんたい》
看護《かんご》ケアの現象学《げんしょうがく》

西村《にしむら》ユミ

2018年10月10日　第1刷発行
2023年6月9日　第3刷発行

発行者　鈴木章一
発行所　株式会社講談社
東京都文京区音羽 2-12-21 〒112-8001
電話　編集（03）5395-3512
販売（03）5395-4415
業務（03）5395-3615

装　幀　蟹江征治
印　刷　株式会社ＫＰＳプロダクツ
製　本　株式会社国宝社
本文データ制作　講談社デジタル製作

ISBN978-4-06-513530-3

「講談社学術文庫」の刊行に当たって

これは、学術をポケットに入れることをモットーとして生まれた文庫である。学術は少年の心を養い、成年の心を満たす。その学術がポケットにはいる形で、万人のものになることは、生涯教育をうたう現代の理想である。

こうした考え方は、学術を巨大な城のように見る世間の常識に反するかもしれない。また、一部の人たちからは、学術の権威をおとすものと非難されるかもしれない。しかし、それはいずれも学術の新しい在り方を解しないものといわざるをえない。

学術は、まず魔術への挑戦から始まった。やがて、いわゆる常識をつぎつぎに改めていった。学術の権威は、幾百年、幾千年にわたる、苦しい戦いの成果である。こうしてきずきあげられた城が、一見して近づきがたいものにうつるのは、そのためである。しかし、学術の権威を、その形の上だけで判断してはならない。その生成のあとをかえりみれば、その根は常に人々の生活の中にあった。学術が大きな力たりうるのはそのためであって、生活をはなれた学術は、どこにもない。

開かれた社会といわれる現代にとって、これはまったく自明である。生活と学術との間に、もし距離があるとすれば、何をおいてもこれを埋めねばならない。もしこの距離が形の上の迷信からきているとすれば、その迷信をうち破らねばならぬ。

学術文庫は、内外の迷信を打破し、学術のために新しい天地をひらく意図をもって生まれた。文庫という小さい形と、学術という壮大な城とが、完全に両立するためには、なおいくらかの時を必要とするであろう。しかし、学術をポケットにした社会が、人間の生活にとってより豊かな社会であることは、たしかである。そうした社会の実現のために、文庫の世界に新しいジャンルを加えることができれば幸いである。

一九七六年六月

野間省一

哲学・思想・心理

中野孝次著
ローマの哲人　セネカの言葉
死や貧しさ、運命などの身近なテーマから「人間となる術」を求め、説いたセネカ。その姿はモンテーニュやアランにもつながる。作家・中野孝次が、晩年に自らの翻訳で読み解いた、現代人のためのセネカ入門。

2616

渡辺公三著（解説・小泉義之）
レヴィ＝ストロース　構造
現代最高峰の人類学者の全貌を明快に解説。ブラジルへの旅、ヤコブソンとの出会いから構造主義誕生を告げる『親族の基本構造』出版、そして『野生の思考』を経て『神話論理』に至る壮大な思想ドラマ！

2627

鷲田清一著
メルロ＝ポンティ　可逆性
独自の哲学を創造し、惜しまれながら早世した稀有の哲学者。その生涯をたどり、『知覚の現象学』をはじめとする全主要著作をやわらかに解きほぐす著者渾身のモノグラフ、決定版として学術文庫に登場！

2630

エドワード・S・リード著／村田純一・染谷昌義・鈴木貴之訳（解説・佐々木正人）
魂《ソウル》から心《マインド》へ　心理学の誕生
心理学を求めたのは科学か、形而上学か、宗教か。「魂」概念に代わる「心」概念の登場、実験心理学の成立、自然化への試みなど、一九世紀の複雑な流れを整理しつつ、心理学史の新しい像を力強く描き出す。

2633

野矢茂樹著（解説・古田徹也）
語りえぬものを語る
相貌論、懐疑論、ウィトゲンシュタインの転回、過去、知覚、自由……さまざまな問題に豊かなアイディアで切り込み、スリリングに展開する「哲学的風景」。著者会心の哲学への誘い。

2637

田中美知太郎著（解説・國分功一郎）
古代哲学史
古代ギリシア哲学の碩学が生前刊行した最後の著作。著者の本領を発揮した凝縮度の高い哲学史、より深く学びたい人のための手引き、そしてヘラクレイトスの決定版となる翻訳——哲学の神髄がここにある。

2640

哲学・思想・心理

反歴史論
宇野邦一著

歴史を超える作品を創造する人間は、歴史に翻弄される存在でもある。その捩れた事実を出発点に、ニーチェ、ペギー、ジュネ、レヴィ＝ストロースなど、数多の思想家とともに展開される繊細にして大胆な思考。

2293

デリダ　脱構築と正義
高橋哲哉著

ロゴス中心主義によって排除・隠蔽された他者を根源的に「肯定」し、現前せぬ「正義」の到来を志向する「脱構築」の思想。散種、差延をはじめとする独創的な概念を子細に読み解き、現代思想の到達点を追究。

2296

死産される日本語・日本人　「日本」の歴史―地政的配置
酒井直樹著

「日本語」や「日本人」は、近代に生まれたときには、古代に仮設した共同体と共にすでに死んでいた……。斬新かつ挑発的な問題提起で、刊行当初から幾多の議論を巻き起こした話題の書に新稿を加えた決定版。

2297

再発見　日本の哲学　大森荘蔵　哲学の見本
野矢茂樹著（解説・野家啓一）

私に他人の痛みがわかるか？　自己と他者、物と心、時間などの根本問題を考え続けた「大森哲学」の全貌とは――。独自かつ強靱な思索の道筋を詳細に描き出す力作。哲学ってのはこうやるもんなんだ！

2309

からだ・こころ・生命
木村　敏著（解説・野家啓一）

精神病理学と哲学を往還する独創的思索の地平に「生命論」は拓かれた。こころはどこにあるのか？「からだ」と「こころ」はどう関係しあっているのか。「生きる」とは、そして「死」とは？　木村生命論の精髄。

2324

ドゥルーズの哲学　生命・自然・未来のために
小泉義之著

「反復」とはどういうことか？　ドゥルーズをファッションとしての現代思想から解き放ち、新しい哲学への衝迫として描ききった、記念碑的名著にして必読の入門書！『差異と反復』は、まずこれを読んでから。

2325

《講談社学術文庫　既刊より》